Petra Silberbauer

Körperreisen durch das Wunderwerk „Mensch"

Entspannung durch Autogenes Training, Progressive Muskelentspannung, Körperreisen, Yoga Nidra und Chakren Meditationen

Rechtliche Hinweise
Die Verwertung der Texte und Bilder, auch auszugsweise, ist ohne Zustimmung des Angelina Schulze Verlags urheberrechtswidrig und strafbar. Dies gilt auch für Übersetzungen, Vervielfältigungen, Mikroverfilmung und für jegliche Art von Verarbeitung mit elektronischen Systemen. Als Leserin und Leser dieses Buches möchten wir Sie ausdrücklich darauf hinweisen, dass keine Erfolgsgarantie für die Verwendung der Texte gewährt werden kann. Die Inhalte in diesem Buch spiegeln die Erfahrungen von Petra Silberbauer wider. Der Verlag und die Autorin übernehmen auch keinerlei Verantwortung für jegliche Art von Folgen z. B. unerwünschte Reaktionen, Verluste, Risiken, falsch verstandene Texte oder Anwendungen. Diese Veröffentlichung wurde nach bestem Wissen erstellt. Sollten Inhalte dieses Buches gegen geltende Rechtsvorschriften verstoßen, dann bitten wir Sie um eine Benachrichtigung, um die betreffenden Inhalte schnellstmöglich zu bearbeiten bzw. zu entfernen.

Bibliographische Information der Deutschen Nationalbibliothek
Die Deutsche Nationalbibliothek verzeichnet diese Publikation in der deutschen Nationalbibliographie; detaillierte bibliographische Daten sind im Internet über http://dnb.d-nb.de abrufbar.

Layout und Satz des Buches: Angelina Schulze

Korrekturlesen: Sonja Esser

Umschlaggestaltung: Angelina Schulze

Coverbild: © nataliahubbert – Adobe Stock

Rahmenbild im Buch: © Svetlana Parshakova – Adobe Stock

Verlag: Angelina Schulze Verlag
Am Mühlenkamp 15, 38268 Lengede

verlag@angelina-schulze.com
https://angelina-schulze-verlag.de

1. Auflage April 2023

ISBN: 978-3-96738-253-2

Inhaltsverzeichnis

Einleitung

Tauche mit mir in die Welt der Entspannung und in das Wunderwerk Mensch ein.

In diesem Buch findest Du über 33 verschiedene Körperreisen. Du kannst zwischen klassischen Körperreisen, dem Autogenen Training oder der Progressiven Muskelentspannung wählen.

Ein paar Variationen für Yogis habe ich auch mit eingebaut.

In meinen Lehrgängen wünschten sich meine Teilnehmer immer wieder aufs Neue Körperreisen. Daher kam mir die Idee ein solches Buch zusammenzustellen.

Du bekommst von mir eine Sammlung, die Du für Dich selbst abändern und mischen kannst. Entdecke Deine Variation und finde so in die Entspannung hinein. Gerne kannst Du auch in meinen anderen Büchern stöbern.

In meiner Zeit als Autorin habe ich weit über 400 Texte geschrieben, die man in meinen Büchern findet. Die Texte entstanden aus meinen Gedanken und sind einzigartig. Bei der Anzahl kann es natürlich sein, dass man im Netz Ähnlichkeiten findet. Dies wäre rein zufällig und nicht gewollt. Ich schätze die Arbeiten anderer Autoren sehr und würde mich nicht mit fremden Federn schmücken. Sollten Wiederholungen oder Dir bekannte Formulierungen vorkommen, bitte ich das zu entschuldigen. Alle Angaben wurden mit bestem Wissen erstellt und von mir selbst geschrieben. Als Autorin weise ich Dich darauf hin, dass alle Geschichten frei erfunden sind. Ähnlichkeiten mit Erlebnissen, Personen und Vorkommnissen sind nicht beabsichtigt. Bei der Vielzahl an meinen Geschichten, können sich Titel ähneln. Der Inhalt ist jedes Mal anders.

Diese Geschichten ersetzen keinen Arztbesuch. Solltest Du in irgendeiner Form Beschwerden haben oder wahrnehmen, wende Dich bitte umgehende an die Ärztin bzw. den Arzt Deines Vertrauens.

Und nun wünsche ich Dir eine gute Reise durch Deinen Körper.

Körperreisen

Body Scan

Räkle Dich sanft in Deine Entspannungsposition hinein.

Dies darf gerne durch ein Seufzen begleitet werden.

Lasse dabei Dein Bauchgefühl entscheiden, ob diese Position im Sitzen oder im Liegen ist.

Daraus ergibt sich die Positionierung Deiner Beine.

Möchtest Du sie im Liegen lieber aufgestellt und Deine Knie locker zueinander fallen lassen?

Oder möchtest Du sie lieber ganz entspannt auf dem Boden ablegen und ausstrecken, wie zwei Wurzeln eines Baumes, die ihren Weg in die Erde suchen.

Du kannst Dir auch gerne das Bild einer Insel in einem Fluss vorstellen, die das Wasser teilt.

Falls Du sitzt, finde auch da Deinen nötigen Halt, damit sich das Gefühl der Erdung und der Sicherheit einstellen kann.

Dann fällt Dir das Entspannen und das Loslassen auch etwas leichter.

Senke nun Deine Schultern und finde eine angenehme Position für sie.

Lasse sie sanft in Deine Unterlage hineinschmelzen.

Schließe Deine Augen oder senke Deinen Blick.

Gib auch Deinen Augen die Möglichkeit etwas auszuruhen.

Spüre, wie Du auf dem Boden aufliegst oder auf Deiner Unterlage sitzst.

Bist Du auf Deinem Platz angekommen?

Dann lasse uns beginnen.

Lenke Deine Aufmerksamkeit auf Deinen Atem.

Nimm Dein persönliches Atemerlebnis wahr.

Mit der Einatmung strömt der Atem in Deinen Körper hinein.

Spüre dabei, wie sich Deine Bauchdecke nach außen wölbt und sich gleichzeitig der Brustkorb sanft anhebt.

Mit der Ausatmung strömt der Atem aus Deinem Körper heraus.

Spüre dabei, wie sich Deine Bauchdecke und Dein Brustkorb wieder senken und in ihre Ausgangsposition zurückgleiten.

Erlaube nun Deinem Atem eigenständig zu fließen, ohne dass Du ihn beeinflusst.

Er strömt in Deinen Körper hinein und wieder hinaus.

Er bringt neue Energie und lässt die verbrauchte Energie los.

Nimm wahr und bleibe wertfrei.

Ich lade Dich nun ein, Deinen Körper von unten bis oben zu scannen.

Schenke den genannten Körperteilen Deine uneingeschränkte Aufmerksamkeit und lasse mit jeder Ausatmung immer mehr los.

Sinke mit jeder Ausatmung und mit jedem Loslassen tiefer in Deine Unterlage ein.

Erlaube Deinem Körper die Anspannung weichen zu lassen und der Entspannung Raum zu geben.

Dabei wirst Du vom Boden getragen.

Du bist mit der Erde verwurzelt.

Sie trägt und nährt Dich.

Lenke Deine Aufmerksamkeit auf Deine Füße und auf Deine Beine.

Spüre in Deine Fußsohlen und in jeden einzelnen Zeh hinein.

Wandere über Deine Fersen weiter zu Deinen Waden und zu Deinen Schienbeinen.

Nimm anschließend Kontakt zu Deinen Kniegelenken auf.

Fühle Deine Oberschenkel und Dein Gesäß ganz bewusst.

Lenke Deine Aufmerksamkeit auf Deinen unteren, Deinen mittleren und Deinen oberen Rücken.

Konzentriere Dich ganz auf Deine Wirbelsäule und auf jedes einzelne Wirbelgelenk.

Schließe in diese Aufmerksamkeit Deine Bandscheiben mit ein.

Schenke auch Deinem Atlas und Deinem Axis über Deiner Halswirbelsäule Dein Augenmerk.

Spüre in Deinen Bauch und in Deine Bauchorgane hinein.

Nimm bewusst Dein Herz wahr.

Nimm Deinen Darm, Deinen Magen, Deine Leber, Deine Galle, Deine Milz und Deine Bauchspeicheldrüse wahr.

Erlebe Deinen Atem und wirf einen Blick auf Deine Lungen.

Dein Scan geht weiter zu Deinen Schultergelenken, Deinen Schlüsselbeinen und zu Deinen Armen.

Beziehe dabei auch Deine Achselhöhlen und Deine Ellbogengelenke mit ein.

Wandere weiter zu Deinen Händen und zu jedem einzelnen Deiner Finger.

Streiche in Gedanken sanft über Deinen Nackenbereich.

Du wanderst über Deine Kopfhaut nach oben zum Scheitelpunkt Deines Kopfes.

Streiche zärtlich über Dein Gesicht.

Schenke Deinen Augen, Deiner Nase, Deinem Mund, Deinen Wangen, Deinem Kiefer und Deiner Stirn Deine Aufmerksamkeit und lasse los.

Nimm wahr, wie sich Deine Gesichtszüge beginnen zu entspannen.

Erlebe diesen Moment, ohne dabei zu bewerten.

Genieße.

Lenke Dein Bewusstsein noch einmal auf Deine Atmung.

Spüre das Heben und das Senken Deiner Bauchdecke und Deines Brustkorbes.

Es gleicht einer Welle.

Übertrage diese Bewegung auf Deinen ganzen Körper.

Lasse eine Wellenbewegung entstehen.

Öffne dazu Deine Augen und lasse die Bewegung größer werden.

Mobilisiere, dehne, schüttle oder strecke Dich.

Wenn Du so weit bist, komme wieder erholt zum Sitzen zurück.

Gedankenreise durch den Körper

Ich lade Dich ein, mich in Gedanken, auf eine Körperreise zu begleiten.

Schließe dazu bitte Deine Augen.

Virtuelle Ablenkungen können so vermieden werden.

Lerne Deinen Körper besser kennen und erlebe das Gefühl der Entspannung.

Betrachte es wie einen Wellnessurlaub.

Empfinde Leichtigkeit oder Schwere und bleibe dabei wertfrei.

Jeder Mensch hat eine andere Körperwahrnehmung.

Vielleicht nimmst Du auch Wärme wahr?

Friert es Dich leicht?

Dann ziehe Dir noch etwas Warmes über oder hole Dir noch eine wärmende Decke dazu.

Nimm nun für unsere Reise eine lockere und entspannte Position ein, so dass wir mit der Reise beginnen können.

Konzentriere Dich nun auf Dich selbst und auf Deinen Körper.

Wende Deine Aufmerksamkeit Deinem rechten Arm zu.

Lasse ihn locker und entspannt auf dem Boden liegen.

Spüre die Kontaktpunkte des rechten Armes auf dem Boden.

Wie fühlt sich Dein rechter Arm an?

Schließe dabei auch Deine rechte Hand und Deine rechten Finger mit ein.

Bringe Länge in jeden einzelnen Finger und lasse los.

Spüre nach.

Wende Deine Aufmerksamkeit Deinem linken Arm zu.

Lasse ihn locker und entspannt auf dem Boden liegen.

Spüre die Kontaktpunkte des linken Armes auf dem Boden.

Wie fühlt sich Dein linker Arm an?

Schließe dabei auch Deine linke Hand und Deine linken Finger mit ein.

Bringe Länge in jeden einzelnen Finger und lasse los.

Spüre nach.

Lasse nun die Muskulatur Deiner Arme, Deiner Hände und Deiner Finger schwer werden und entspanne sie in den Boden.

Spüre nach.

Die Reise geht weiter zu Deinem Rücken.

Nimm Deinen ganzen Rücken wahr.

Spüre die Kontaktpunkte Deines Rückens auf dem Boden und lasse los.

Wie fühlt sich Dein Rücken an?

Lasse nun Deine Rückenmuskulatur schwer werden und entspanne sie in den Boden.

Spüre nach.

Nimm Dein Gesäß wahr.

Spüre die Kontaktpunkte Deines Gesäßes auf dem Boden und lasse los.

Wie fühlt sich Dein Gesäß an?

Lasse Deine Gesäßmuskulatur schwer werden und entspanne sie in den Boden.

Spüre nach.

Nimm Deinen Schultergürtel wahr.

Spüre die Kontaktpunkte Deiner Schultern auf dem Boden und lasse los.

Wie fühlen sich Deine Schultern an?

Lasse Deinen Schultergürtel schwer werden und entspanne ihn in den Boden.

Spüre nach.

Lenke Deine Aufmerksamkeit in Deine Beine und in Deine Füße.

Schließe dabei Deine Zehen mit ein.

Spüre die Kontaktpunkte der Beine, der Füße und der Zehen auf dem Boden und lasse los.

Wie fühlen sich Deine Beine, Deine Füße und Deine Zehen an?

Lasse die Muskulatur Deiner Beine, Deiner Füße und Deiner Zehen schwer werden und entspanne sie in den Boden.

Spüre nach.

Wende Deine Aufmerksamkeit Deinem Kopf und Deiner Kopfhaut zu.

Spüre die Kontaktpunkte des Kopfes und Deiner Kopfhaut auf dem Boden und lasse los.

Wie fühlt sich Dein Kopf an?

Wie fühlt sich Deine Kopfhaut an?

Lasse Deinen Kopf und Deine Kopfhaut schwer werden und entspanne sie in den Boden.

Spüre nach.

Wende Deine Aufmerksamkeit Deinem ganzen Körper zu.

Spüre die Kontaktpunkte Deines Körpers auf dem Boden und lasse los.

Wie fühlt sich Dein Körper an?

Lasse Deinen Körper schwer werden und entspanne ihn in den Boden.

Stelle Dir dabei vor, Du liegst im weichen, warmen Sand.

Du lässt alle Anspannungen in den Boden abfließen.

Der Sand wärmt Deinen Körper auf.

Du kannst diese Wärme spüren.

Sie tut Dir gut.

Spüre nach.

Das Entspannen fällt Dir immer leichter.

Nimm wahr, wie sich Dein Körper anfühlt und entspanne ihn in den Boden.

Spüre nach und bleibe dabei wertfrei.
PAUSE.

Nimm nun einen tiefen Atemzug.

Dies kann auch ein tiefer Seufzer sein.

Öffne gerne wieder Deine Augen.

Bringe wieder Bewegung in Deinen Körper und komme zum Sitzen zurück.

Wenn Dein Kreislauf wieder stabil ist, stehe wieder auf und freue Dich auf das, was jetzt kommt.

Körperreise im Liegen

Lege Dich entspannt auf Deiner Unterlage ab.

Mache es Dir so bequem wie möglich.

Du kannst die Rückenlage oder die Bauchlage wählen.

Es spricht auch nichts dagegen, wenn Du Dich heute für die Seitenlage entscheidest.

Strecke Deine Beine aus oder winkle sie an.

Experimentiere mit Deiner Entspannungsposition, damit sich das Gefühl von Behaglichkeit einstellen kann.

Lege Deine Arme gerne seitlich neben Deinem Körper ab.

Es spricht auch nichts dagegen, wenn Du sie lieber auf Deinem Bauch ablegst.

Pendle Deinen Kopf mittig ein und lasse so Länge in Deinem Nacken entstehen.

Lenke Deinen Fokus nach innen.

Nimm Deine innere Haltung, Deine Gefühle und Deine Gedanken wahr.

Parke unangenehme Gedanken in einem virtuellen Raum oder lasse sie weiterziehen, wie die Wolken am Himmel.

Für das Betrachten ist später noch Zeit.

Dieser Moment gehört nur Dir und Deinem Körper.

Es ist die Zeit angebrochen, sich selbst etwas Gutes zu tun.

Konzentriere Dich nun auf Deine Atmung.

Lasse Deinen Atem ruhig und gleichmäßig fließen.

Stelle Dir vor, Dein Atem ist wie ein Windhauch, der sanft Deinen Körper berührt.

Er kommt und geht, wie die Wellenbewegung am Meer.

Beginnen wir mit unserer Körperreise.

Ich werde Dir nun Körperteile nennen.

Stelle Dir vor, wie Du ihnen Deine Aufmerksamkeit schenkst und gedanklich sanft mit Deiner Hand berührst.

Es gleicht einem Streicheln oder einem Massieren.

Diese Vorstellung soll Dir helfen loszulassen.

Dieses Streicheln oder dieses Massieren kann auch gerne eine andere Person für Dich machen.

In Deiner Fantasie ist alles möglich.

Finde heraus, wie es für Dich leichter ist.

Lasse die Anspannungen in Deinem Körper weichen, wie die dunklen Wolken am Himmel der Sonne Platz machen.

So kann sich bei Dir das Gefühl der Entspannung leichter einstellen.

Spüre in die genannte Körperregion hinein.

Wenn die Gedanken abschweifen, besinne Dich wieder auf Deinen Atemrhythmus und setze die Reise fort.

Lenke Deine Aufmerksamkeit auf Deine Zehen und auf Deine Füße.

Wandere zu Deinen Unterschenkeln und arbeite Dich peu a` peu nach oben weiter.

Es folgen Deine Kniegelenke und schließlich Deine Oberschenkel.

Du erreichst Dein Becken und Dein Gesäß.

Spüre auch in Deine Hüften hinein.

Verweile in Deinem Bauchraum und bei Deinen inneren Organen.

Schließe dabei Deinen Beckenboden mit ein

Deine Körperreise geht weiter zu Deiner Wirbelsäule.

Du beginnst bei Deinem Steißbein, es folgt das Kreuzbein, die Lendenwirbel, die Brustwirbel, bis Du bei Deinen Halswirbeln angekommen bist.

Schenke Deinen Wirbeln Deine Aufmerksamkeit, in dem Du jeden einzelnen Wirbel umkreist.

Lasse Dir dabei Zeit.

Zweige anschließend über Deine Schultern in Deine Arme, Deine Hände und in Deine Finger ab.

Umkreise auch Deine Ellbogen.

Deine Schultern und Dein Nacken freuen sich über Deine Aufmerksamkeit.

Hier kannst Du Dir vorstellen, dass sich sanft eine Hand auf Deine Schultern legt.

Diese Geste fühlt sich beschützend und auch wärmend an.

Die Schultern können so loslassen und sich weit weg von den Ohren entfernen.

Schließlich kommst Du am Kopf und in Deinem Gesicht an.

Löse die Anspannungen in Deinem Gesicht.

Vielleicht hilft Dir ein tiefer Seufzer dabei?

Oder ein Bild des zärtlichen Streichelns über Deine Wange?

Verweile hier für einen Moment.

Spüre auch in Deine Kopfhaut hinein und lasse los.

Nimm Deinen Körper auf Deiner Unterlage wahr.

Verbringe Momente in der Passivität und in der Ruhe.

PAUSE.

Deine Körperreise neigt sich dem Ende zu.

Bringe wieder Aktivität in Deinen Körper hinein.

Finde Deinen Weg, um wieder zum Sitzen zurückzukommen.

Lasse Deinem Kreislauf dabei Zeit, wir wollen vermeiden, dass Dir schwindlig wird.

Ich hoffe, Dir hat die Körpereise gutgetan.

Körperreise im Sitzen – Glückshormone

Nimm eine bequeme Position im Sitzen ein.

Du kannst Dich dazu auf ein Kissen, auf einen Pezziball, auf den Boden oder auf einen Stuhl setzen.

Lerne achtsam mit Dir und Deinem Körper umzugehen.

Spüre in die Bedürfnisse Deines Körpers hinein.

Lege Deine Hände entspannt auf Deinen Oberschenkeln ab.

Du kannst dazu gerne auch ein Mudra mit Deinen Fingern formen, wenn Dir dies bekannt ist.

Ist das Neuland für Dich?

Dann nenne ich Dir jetzt ein Beispiel dafür

Bringe Deinen Zeigefinger und Deinen Daumen zusammen und forme einen kleinen Kreis.

Die anderen Finger bleiben ausgestreckt.

Dieses Mudra wird Chin-Mudra genannt und hilft Dir bei der Konzentration.

Wenn Du möchtest, probiere es doch gerne einmal aus.

Beginne nun Deine Atemzüge wahrzunehmen und in sie hinzuspüren.

Schließe dazu sanft Deine Augen und finde Dich in Deinem tiefsten Inneren ein.

Es ist normal, wenn Deine Gedanken abschweifen.

Unser Geist ist ständig in Bewegung.

Geben wir ihm eine Aufgabe und damit auch die Möglichkeit, zur Ruhe zu kommen.

Falls Du abschweifen solltest, finde immer wieder zu Deinen Körperregionen und zu Dir zurück.

Lasse uns mit Deinen Füßen beginnen.

Fühle, wie Deine Fußsohlen den Boden oder Deine Unterlage berühren.

Nimm dabei Deine Zehen, Deine Fersen und Deine Fußsohlen bewusst wahr.

Wende Dich dann Deinen Waden und Deinen Schienbeinen zu.

Als nächstes folgen Deine Knie und Deine Oberschenkel.

Schließlich kommen wir bei Deinem Gesäß an.

Nimm wahr, ob Dein Gesäß den Stuhl oder die Unterlage berührt.

Wie fühlt sich das an?

Wandere dann in Deiner Konzentration weiter zu Deinem Bauch.

Atme nun tief in Deinen Bauch hinein.

Spüre, wie sich dabei Deine Bauchdecke hebt und senkt.

Du schenkst damit auch Deinem Sonnengeflecht Deine Aufmerksamkeit.

Du sprichst das vegetative Nervensystem an und setzt einen Impuls der Entspannung.

Es hilft Dir, wieder in Deine Balance zu kommen.

Du unterstützt damit Deinen Parasympathikus, der für die Entspannung in Deinem Körper zuständig ist.

Du erlaubst dem aktiven Sympathikus eine Pause zu machen.

Fühle nun in Deinen Rücken hinein.

Liegt er an oder ist er frei aufgerichtet?

Wie fühlen sich Deine unteren Rückenmuskeln an?

Wie fühlen sich Dein mittlerer und Dein oberer Rücken an?

Wenn Du aufgerichtet sitzt, ist es für Deinen Körper leichter.

Wende Dich nun Deinen Schultern und Deinem Schultergürtel zu.

Sind Deine Schultern hochgezogen?

Dann versuche den Abstand zu Deinen Ohren zu verringern und Deine Schultern zu senken.

Lasse es zu, dass der Ballast von Deinen Schultern abfallen kann.

Spüre in Deine Arme hinein.

Sind die Unterarme entspannt abgelegt oder hängen die Arme seitlich locker nach unten?

Sind Deine Finger lang oder versuchst Du etwas mit ihnen festzuhalten?

Wende Dich nun Deinem Gesicht zu.

Ist Dein Unterkiefer locker und entspannt?

Ist Dein Oberkiefer locker und entspannt?

Ist Deine Zunge entspannt?

Liegen Deine Augenlider sanft aufeinander?

Sind Deine Augen geöffnet oder geschlossen?

Wohin geht Dein Blick?

Blickst Du nach oben?

Dann öffnest Du Deinen Lebermeridian.

Tauchst Du in das Dunkle ein?

Dann findest Du Dich in der Yin Energie wieder.

Die Kraft entspringt in der inneren Ruhe.

Schenkst Du Dir ein inneres Lächeln?

Dann werden Freudenhormone ausgeschüttet.

Bekannter auch als Glückshormone.

Sind Deine Lippen leicht geöffnet?

Runzelst Du Deine Stirn?

Spüre noch einmal in Deinen ganzen Körper hinein.

Nimm ein paar tiefe Atemzüge und öffne Deine Augen, wenn es nicht schon längst geschehen ist.

Strecke und räkle Dich.

Fühle die neugeweckte Energie in Dir.

Kippe Dein Becken sanft vor und zurück.

Mobilisiere so sanft Deinen unteren Rücken.

Fühle Dich, wie neu geboren.

Körperreise im Sitzen – Erde abfließen lassen

Nimm eine sitzende Position ein.

Hast Du das Bedürfnis Deinen Rücken anzulehnen?

Dann setze Dich gerne auf einen Stuhl oder lehne Dich an einer Wand an.

Wenn es Dir lieber ist, kannst Du Dich gerne auf den Boden setzen.

Dazu kannst Du Dir ein Kissen als Unterstützung unterlegen, damit Deine Wirbelsäule entlastet wird und Du etwas höher sitzt.

Du kannst Deine Beine ausstrecken oder Dich im Schneidersitz oder Lotossitz einfinden.

Gehe achtsam mit Dir und Deinem Körper um.

Lege Deine Hände entspannt auf Deinen Oberschenkeln ab.

Schließe nun sanft Deine Augen und finde zu Deiner inneren Ruhe und Stille.

Horche in Dich hinein.

Nimm Kontakt zu Dir und mit Dir selbst auf.

Es ist ganz normal, wenn Deine Gedanken abschweifen.

Parke sie auf einer Wolke und lasse sie vorbeiziehen.

Lasse uns mit den Füßen beginnen.

Spüre, wie Deine Fußsohlen den Boden oder Deine Unterlage berühren.

Schließe dabei jeden einzelnen Zeh, Deine Fersen und Deine Fußsohlen mit ein.

Nimm wahr und lasse alle Anspannungen in die Erde abfließen.

Wende Dich Deinen Waden und Deinen Schienbeinen zu.

Nimm wahr und lasse alle Anspannungen in die Erde abfließen.

Als nächstes schenke Deinen Knien und Deinen Oberschenkeln Deine Aufmerksamkeit.

Spüre, ob sie den Stuhl oder die Unterlage berühren.

Nimm wahr und lasse alle Anspannung in die Erde abfließen.

Wandere dann in Deiner Konzentration zu Deinem Bauch.

Atme nun tief in Deinen Bauch ein und aus.

Spüre, wie sich dabei die Bauchdecke nach außen wölbt und sich wieder zusammenzieht.

Gleich einem Luftballon, der aufgeblasen wird und dem anschließend die Luft wieder ausgelassen wird.

Als Unterstützung kannst Du auch gerne Deine Hände auf Deinen Bauch auflegen.

Nimm wahr und lasse alle Anspannungen in die Erde abfließen.

Fühle nun in Deinen Rücken hinein.

Liegt er an einer Lehne an oder ist er frei aufgerichtet?

Wie fühlt sich Dein unterer Rücken an?

Wie fühlt sich Dein mittlerer Rücken an?

Wie fühlt sich Dein oberer Rücken an?

Schenke auch Deinen Bandscheiben Deine Aufmerksamkeit.

Sie leben von der Bewegung.

Am Abend sind wir kleiner als am Morgen.

Die Bandscheiben versorgen sich nach dem sogenannten Schwammprinzip.

Sie füllen sich in der Nacht wieder mit Flüssigkeit auf.

Nimm die einzelnen Abschnitte Deiner Wirbelsäule wahr und fühle in Deine Lordosen und in Deine Kyphosen hinein.

Meist findet man im unteren Rücken und im Halsbereich die Lordose.

Du kennst diesen Begriff als Hohlkreuz.

In der Brustwirbelsäule findest Du die Kyphose.

Man nimmt es als Rundrücken wahr.

Nimm wahr und lasse alle Anspannungen in die Erde abfließen.

Wende Dich nun Deinen Schultern und Deinem Schultergürtel zu.

Sind Deine Schultern weit weg von den Ohren?

Kannst Du sie lockerlassen?

Nimm wahr und lasse alle Anspannungen in die Erde abfließen.

Spüre in Deine Arme und in Deine Hände hinein.

Sind Deine Arme entspannt abgelegt?

Sind Deine Hände entspannt abgelegt?

Sind Deine Hände gekrümmt?

Nimm wahr und lasse alle Anspannungen in die Erde abfließen. Spüre in Deinen Brustkorb hinein.

Nimmst Du Weite oder Enge wahr?

Nimmst Du die Schwingungen Deiner Rippen wahr?

Sind Deine Brustmuskeln verkürzt und Du hast das Gefühl, Du rundest Dich?

Dann versuche Dich aufzurichten.

Nimm wahr und lasse alle Anspannungen in die Erde abfließen.

Schenke Dein Augenmerk nun Deinem Gesicht.

Ist Dein Unterkiefer locker und entspannt?

Ist Dein Oberkiefer locker und entspannt?

Liegen Deine Augenlider sanft aufeinander?

Ist Deine Nase gekräuselt?

Ist Deine Stirn glatt?

Sind Deine Schläfen entspannt?

Sind Deine Lippen leicht geöffnet?

Zaubere ein Lächeln in Dein Gesicht.

Schenke Dir ein inneres Lächeln und setze Freudenhormone frei.

Nimm wahr und lasse alle Anspannungen in die Erde abfließen.

Wie fühlt sich Deine Kopfhaut an?

Verspürst Du ein Spannungsgefühl?

Nimm wahr und lasse alle Anspannungen in die Erde abfließen
Spüre noch einmal in Deinen ganzen Körper hinein,

Nimm ein paar tiefe Atemzüge und öffne Deine Augen, wenn es nicht schon längst geschehen ist.

Räkle und strecke Dich in Deiner sitzenden Position.

Mobilisiere Dein Becken.

Kippe es sanft vor und zurück.

Fühle Dich wie neu geboren.

Konnte sich bei Dir die Entspannung einstellen?

Konntest Du die Anspannung loslassen?

Das würde mich sehr freuen.

Wenn es heute nicht geklappt hat, gelingt es Dir bestimmt beim nächsten Mal.

Danke, dass Du diese Körperreise im Sitzen ausprobiert hast.

Körperreise in der BL – Empfindungen wahrnehmen

Wenn Du möchtest, lade ich Dich heute zu einer Körperreise in der Bauchlage ein.

Vielleicht ist dies neu für Dich?

Dann würde ich mich freuen, wenn Du es heute einmal ausprobierst.

Wenn sich alles in Dir sträubt oder es Dir dabei nicht gutgeht, wähle eine Dir bekannte Position aus.

Du hast immer die Option, Deine Position zu verändern.

Komme nun ruhig und entspannt in der Bauchlage an.

Bei Bedarf lege Dir etwas unter Deine Beckenknochen.

Diese Annehmlichkeit könnte Dir guttun, falls Du ein ausgeprägteres Hohlkreuz oder einen Beckenschiefstand hast.

Du kennst Dich selbst am besten.

Gehe auch achtsam mit Deinem Kopf um.

Finde auch für ihn eine angenehme Position.

Lege Deine Arme und Hände bequem ab.

Vielleicht hast Du das Bedürfnis mit Deinen Händen ein Kissen zu formen und Deine Stirn darauf zu legen?

Sollte dies der Fall sein, dann mache das gerne.

Schließe Deine Augen und erspüre Deinen Atem in der Bauchlage.

Mit Deiner Einatmung schiebt sich Dein Bauch in den Boden hinein.

Es könnte das Gefühl der Enge entstehen.

Verändern wir dieses Bild, indem wir es als eine Bauchmassage betrachten, die Dir guttut.

Du regst dabei gleichzeitig Deine inneren Organe an.

Spürst Du, wie sich mit der Einatmung Dein Brustkorb in die Unterlage schiebt?

Vielleicht nimmst Du in der Bauchlage dieses Ausdehnen bewusster wahr?

Beobachte und bewerte nicht.

Nimm nun alle Empfindungen in Deinem Körper wahr.

Was Du nicht brauchst, gib in den Boden ab.

Bist Du bereit?

Dann können wir starten.

Lenke Deine Aufmerksamkeit auf Deine Fußsohlen.

Nimm all Deine Empfindungen hier wahr.

Spürst Du einen sanften Windhauch an Deinen Fußsohlen?

Spürst Du Wärme oder Kälte?

Spüre nach.

Lenke Deine Aufmerksamkeit auf Deine Zehen.

Nimm all Deine Empfindungen hier wahr.

Wie liegen sie auf dem Boden auf?

Verspürst Du einen sanften Druck?

Spüre nach.

Lenke Deine Aufmerksamkeit auf Deinen Fußrücken.

Nimm all Deine Empfindungen hier wahr.

Wie fühlt er sich auf der Unterlage an?

Spüre nach.

Lenke Deine Aufmerksamkeit auf Deine Fersen.

Nimm all Deine Empfindungen hier wahr.

Wie fühlen sich Deine Fersen an?

Spüre nach.

Lasse jetzt Deine zwei Füße, in genau diesem Augenblick, in das Feld Deiner Wahrnehmung eintauchen.

Nimm all Deine Empfindungen hier wahr.

Spüre nach.

Gehe mit Deinen Empfindungen weiter in Deine Fußgelenke.

Nimm all Deine Empfindungen hier wahr.

Spüre nach.

Es folgen Deine Schienbeine, Deine Waden und beide Unterschenkel.

Nimm all Deine Empfindungen hier wahr

Wie liegen sie auf dem Boden auf?

Spüre nach.

Gehe weiter zu Deinen Kniegelenken und zu Deinen Oberschenkeln.

Nimm all Deine Empfindungen hier wahr

Wie liegen sie auf dem Boden auf?

Spüre nach.

Spüre auch in Deine Kniekehlen hinein.

Nimm Deine Kniescheiben wahr.

Nimm all Deine Empfindungen hier wahr.

Spüre nach.

.

Spüre in Deine Leistengegend hinein.

Nimm all Deine Empfindungen hier wahr.

Spüre nach.

Lasse jetzt beide Beine, in genau diesem Augenblick, in das Feld Deiner Wahrnehmung eintauchen.

Nimm all Deine Empfindungen hier wahr

Wie liegen beide Beine auf dem Boden auf?

Nimmst Du einen sanften Druck wahr?

Spürst Du auch die Kleidung auf Deiner Haut?

Spürst Du die Unterlage auf Deiner Haut?

Akzeptiere Deine Empfindungen und bewerte sie nicht.

Spüre nach.

Spüre nun in Deine Hüfte hinein.

Nimm all Deine Empfindungen hier wahr.

Wie liegt sie auf dem Boden auf?

Spüre nach.

Nimm nun bewusst Dein ganzes rechtes Bein wahr.

Vom rechten Hüftgelenk, bis hinunter zum rechten großen Zeh.

Nimm all Deine Empfindungen hier wahr.

Kannst Du die Länge spüren?

Nimmst Du Wärme, Leichtigkeit oder Schwere wahr?

Spüre nach.

Nimm nun bewusst Dein ganzes linkes Bein wahr.

Vom linken Hüftgelenk, bis hinunter zum linken großen Zeh.

Nimm all Deine Empfindungen hier wahr.

Kannst Du die Länge spüren?

Nimmst Du Wärme. Leichtigkeit oder Schwere wahr?

Spüre nach.

Tritt nun in Kontakt mit Deinem Becken und mit Deinem Beckenboden.

Nimm all Deine Empfindungen hier wahr.

Spüre nach.

Wende Dich Deinem Gesäß zu.

Spüre in beide Gesäßhälften hinein.

Nimm all Deine Empfindungen hier wahr.

Nimmst Du Schwere oder Leichtigkeit wahr?

Nimmst Du Wärme oder Kälte wahr?

Spüre nach.

Wenn Du möchtest, kannst Du auch bewusst Deinen Atem in die angesprochenen Körperregionen schicken.

Bleibe neugierig und an Dir interessiert.

Nimm Dir in diesem Moment bewusst Zeit, Dich wieder etwas besser kennenzulernen.

Dich anzunehmen und zu spüren, so wie Du bist.

Und so ist es gut.

Lasse auch bei Bedarf Veränderungen zu.

Wende Dich nun Deinem Rücken zu.

Spüre in Deinen unteren, in Deinen mittleren und in Deinen oberen Rücken hinein.

Nimm all Deine Empfindungen hier wahr.

Spüre nach.

Richte Deine Aufmerksamkeit auf Deine Schulterblätter.

Nimm all Deine Empfindungen hier wahr.

Fließen sie sanft auseinander?

Spüre nach.

Lenke Deinen Fokus auf Deinen Bauch und Deinen Brustraum.

Nimm all Deine Empfindungen hier wahr.

Wie liegt Dein Bauch auf dem Boden auf?

Wie liegt Dein Brustkorb auf dem Boden auf?

Welche Kontaktpunkt spürst Du?

Kannst Du Deine Bauchorgane wahrnehmen?

Kannst Du Deine Rippenbögen wahrnehmen?

Kannst Du Dein Herz spüren oder auch Deinen Herzschlag wahrnehmen?

Welche Empfindungen nimmst Du wahr?

Anspannung, Enge oder Weite?

Ein Druckgefühl in der Magengegend?

Bleibe wertfrei.

Bei Bedarf verändere Deine Position.

Nimm all Deine Empfindungen hier wahr.

Spüre nach.

Wende Dich Deinen Armen, Deinen Händen und Deinen Fingern zu.

Schließe dabei auch Deine Ellbogengelenke mit ein.

Nimm all Deine Empfindungen hier wahr.

Nimm die Kontaktpunkte zum Boden wahr.

Kannst Du vielleicht Deinen Puls wahrnehmen?

Lasse alle aufkommenden Gedanken los.

Erlebe den Moment und diesen Augenblick.

Spüre nach.

Wandere über Deinen Hals nach oben zu Deinem Kopf.

Nimm all Deine Empfindungen hier wahr.

Spürst Du Deinen Kehlkopf?

Nimmst Du Deine Kehle wahr?

Spürst Du Deinen Mund und Deine Nase?

Liegt Deine Stirn am Boden auf oder spürst Du Deine Wangenknochen?

Nimm Deinen HInterkopf, Deine Kopfhaut und Deine Kopfkrone wahr.

Lasse alles Negative über Deine Kopfkrone, aus Deinem Körper weichen.

Du kannst auch gerne alles über Deine Zehen in den Boden abgeben, wenn Dir diese Vorstellung leichter fallen sollte.

Nimm auch Deine Ohren wahr.

Hörst Du etwas oder kannst Du die Stille hören?

Nimm Dein drittes Auge zwischen Deinen Augenbrauen wahr.

Nimm all Deine Empfindungen hier wahr.

Spüre nach.

Spüre Deinen Körper nun von Deinen Fußspitzen bis zu Deiner Schädeldecke.

Schicke Deinen Atem durch Deinen ganzen Körper.

Fülle jede einzelne Zelle Deines Körpers mit neuer Energie auf.

Du fühlst Dich ruhig, gelöst und entspannt.

PAUSE.

Verabschiede Dich von Deiner Körpereise.

Bringe wieder Bewegung in Deinen Körper.

Schiebe Dich zurück in die Position des Kindes und mache Dich ganz klein.

Fühle Dich geborgen und behütet.

Richte anschließend Deinen Oberkörper auf und öffne Deine Augen.

Bewege und mobilisiere Dich.

Nimm Dich und den Raum um Dich herum wieder bewusst wahr.

Körperentspannung oder Autogenes Training

Lege Dich so hin, dass es Dir gut und immer besser geht.

Gönne Deinem Körper eine kleine Auszeit.

Erlaube Dir eine Erholungspause für Deinen Körper und für Deinen Geist.

Finde eine bequeme Position für Deine Arme und für Deine Beine.

Du kannst Deine Arme entspannt neben Deinem Körper ablegen oder Deine Hände auf Deinen Bauch legen.

Deine Beine können aufgestellt sein oder locker auseinanderfallen.

Du kannst sie auch gerne ausstrecken.

Jeder empfindet eine andere Position als angenehm.

Bringe Deine Wirbelsäule in eine angenehme Länge.

Dadurch kann die Energie in Deinem Körper leichter fließen.

Ziehe Deine Schulterblätter unter Deinen Körper und spüre,
wie sich Deine Brust dabei leichter öffnen kann.

Wenn es nicht schon längst geschehen ist, schließe Deine Augen.

Innere Bilder können so leichter vor Deinem geistigen Auge entstehen.

Schenke Dir ein inneres Lächeln und setze dadurch Glückshormone frei.

Komme auf Deiner Unterlage an und tauche in die Ruhe und in die Stille hinein.

Lasse Deinen Atem geschehen.

Er geschieht von ganz allein.

Gedanken und Geräusche mögen kommen und gehen, so wie die Wolken am Himmel.

Lasse sie vorbeiziehen und bleibe ein wertfreier Beobachter.

Ein Betrachter wirst Du erst wieder nach Deiner Körperreise.

Genieße die Zeit für Dich und Deinen Körper.

Erhole Dich in der Ruhe und in der Stille.

Lenke Deine Aufmerksamkeit auf Deine Atmung.

Spüre, wie sich Deine Bauchdecke beim Einatmen hebt und beim Ausatmen wieder senkt.

Nimmst Du Deinen Atemzug eher im Brustbereich wahr?

Das ist völlig in Ordnung.

Spüre hier das Heben und das Senken Deines Brustkorbes.

Wenn Du möchtest, lade ich Dich auf eine Reise durch Deinen Körper ein.

Ich spreche Körperteile an und Du versuchst diese loszulassen und zu entspannen.

Lasse uns beginnen.

„Ich entspanne meine Fußsohlen und meine Zehen". (1-6x)

„Meine Fußsohlen und meine Zehen sind entspannt".

Sie liegen sanft auf der Unterlage auf.

„Ich entspanne meine Füße und meine Beine“. (1-6x)

„Meine Füße und meine Beine sind entspannt“.

Sie liegen sanft auf der Unterlage auf.

„Ich entspanne all meine Finger“. (1-6x)

„Meine Finger sind entspannt“.

Sie liegen sanft auf der Unterlage auf.

„Ich entspanne meine Hände“. (1-6x)

„Meine Hände sind entspannt“.

Sie liegen sanft auf der Unterlage auf.

„Ich entspanne meine Arme“. (1-6x)

„Meine Arme sind entspannt“.

Sie liegen sanft auf der Unterlage auf.

„Ich entspanne mein Gesäß“. (1-6x)

„Mein Gesäß ist entspannt“.

Es liegt sanft auf dem Boden auf.

„Ich entspanne meine beiden Schultern“. (1-6x)

„Meine Schultern sind entspannt“.

Sie liegen sanft auf dem Boden auf.

„Ich entspanne meinen ganzen Rücken“. (1-6x)

„Mein ganzer Rücken ist entspannt“.

Er liegt sanft auf dem Boden auf.

„Ich entspanne meinen Nacken“. (1-6x)

„Mein ganzer Nacken ist entspannt“.

Er findet sich in der Länge ein.

„Ich entspanne meinen Bauch“. (1-6x)

Er fühlt sich weich an.

„Mein Bauch ist entspannt“.

Er fühlt sich entspannt an.“

„Ich entspanne meine inneren Organe“. (1-6x)

„Meine inneren Organe sind entspannt“.

Meine Organe funktionieren für mich und dafür bin ich ihnen dankbar.

„Ich entspanne meinen Kopf“. (1-6x)

„Mein Kopf ist entspannt“.

Mein Hinterkopf liegt sanft auf der Unterlage auf.

„Ich entspanne meine Kopfhaut“. (1-6x)

Meine Kopfhaut ist entspannt.

Meine Kopfhaut fühlt sich ganz weich an.

„Ich entspanne mein Gesicht“. (1-6x)

Mein Gesicht ist entspannt.

Meine Gesichtszüge sind weich.

„Ich entspanne meine Atmung". (1-6x)

„Meine Atmung ist entspannt".

Mein Atem fließt strömend.

„Ich entspanne meinen ganzen Körper". (1-6x)

„Mein ganzer Körper ist entspannt".

Er liegt sanft auf dem Boden auf.

Spüre in Deinen Körper hinein.

Wie fühlst Du Dich?

Leicht oder schwer?

Beides ist möglich.

Bleibe wertfrei.

Gib Deinen Atemzügen nun mehr Intensität.

Spüre, wie die Energie in Deinen Körper zurückkehrt.

Du fühlst Dich wie neugeboren und voller Energie.

Wenn Dir danach ist, lasse einen tiefen Seufzer entstehen.

Öffne Deine Augen, wenn es nicht schon längst geschehen ist.

Nimm Deine Umgebung wieder wahr.

Bringe jetzt die Bewegung in Deinen Körper, nachdem dieser verlangt.

Das kann ein Strecken oder ein Mobilisieren sein.

Höre auf Deine innere Stimme und auf Deine Intuition.

Wenn Du so weit bist und in der Ruhe bleiben möchtest, komme über die rechte Seite zum Sitzen zurück.

Wenn Du aktiv werden möchtest, komme über die linke Seite zum Sitzen zurück.

Diese Erklärung ob rechte oder linke Seite, findet man im Yin Yoga.

Du fühlst Dich ruhig, gelöst und entspannt.

Danke, dass Du mich auf diese Körperreise begleitet hast.

Ich hoffe, sie hat Dir gutgetan.

Anmerkung: Du kannst diese Geschichte als Körperreise verwenden oder wenn Du die Sätze mehrmals ansagst, als Variation für „Autogenes Training".

Ein Igelball geht auf Reisen

Mache es Dir in Deiner Entspannungsposition bequem.

Lege Dich so hin, dass es Dir gut und immer besser geht.

Finde für Deine Arme und Deine Beine eine passende Position.

Öffne Deine Hände und sei bereit für eine neue Energieaufnahme.

Lasse dazu Deine Handflächen in den Himmel schauen.

Möchtest Du heute lieber Belastendes abgeben, dann wende Deine Handflächen dem Boden zu.

Gib alles Negative in die Erde ab und lasse los.

Wenn es Dir angenehm ist, schließe sanft Deine Augen.

Erlaube auch Deinen Augen zu entspannen.

Deine Augäpfel liegen locker und entspannt in Deinen Augenhöhlen.

Die Augenlider bedecken sanft Deine Augäpfel.

Man könnte es sich auch so vorstellen, dass ein kühlendes Tuch auf den Augen liegt.

Lasse die Anspannung weichen und erlaube den Einzug der Entspannung.

Brauchst Du eine Unterlagerung für Deine Knie oder Deinen Kopf?

Dann richte Dich gerne so ein.

Bei Bedarf wickle Dich in eine Decke ein.

Lasse Deinen Atem und damit Deinen Anker Deines Lebens geschehen.

Er begleitet Dich tagaus und tagein.

Er ist ständig an Deiner Seite und versorgt Dich mit neuer Energie.

Er gibt Verbrauchtes in das Universum ab und holt sich umgewandelte, frische Energie zurück.

Unser Körper ist einfach faszinierend.

Ich lade Dich auf eine Reise durch Deinen Körper ein.

Folge meinen Worten und stelle Dir zur Unterstützung einen Igelball vor.

Der Igelball berührt nacheinander einzelne Körperteile.

Durch die Berührung fühlt sich das angesprochene Körperteil entspannt und schwer an.

Durch die Noppen des Igelballes wird zusätzlich Deine Durchblutung angeregt und gefördert.

Du stellst Dir Deine Intensität vor.

Du sinkst immer mehr in Deine Unterlage.

Lasse uns auf der rechten Körperseite beginnen.

Der Igelball rollt sanft über Deine rechte Hand.

Denke an sie, spüre sie und lasse alle Anspannungen in der rechten Hand los.

Wärme strömt in (durchflutet/fließt durch/strömt durch) Deine rechte Hand.

Der Igelball rollt sanft über Deinen rechten Arm.

Denke an ihn, spüre ihn und lasse alle Anspannungen im rechten Arm los.

Wärme strömt in (durchflutet/fließt durch/strömt durch) Deinen rechten Arm.

Der Igelball rollt sanft über Deine rechte Schulter.

Denke an sie, spüre sie und lasse alle Anspannungen in der rechten Schulter los.

Wärme strömt in (durchflutet/fließt durch/strömt durch) Deine rechte Schulter.

Der Igelball rollt sanft über Dein rechtes Bein.

Denke an Dein rechtes Bein, spüre es, und lasse alle Anspannungen im rechten Bein los.

Wärme strömt in (durchflutet/fließt durch/strömt durch) Dein rechtes Bein.

Spüre in Deine rechte Körperseite hinein.

Nimm die Wärme wahr und lasse los.

Wende Deine Aufmerksamkeit Deiner linken Körperseite zu.

Der Igelball rollt sanft über Deine linke Hand.

Denke an sie, spüre sie, und lasse alle Anspannungen in der linken Hand los.

Wärme strömt in (durchflutet/fließt durch/strömt durch) Deine linke Hand.

Der Igelball rollt sanft über Deinen linken Arm.

Denke an ihn, spüre ihn, und lasse alle Anspannungen im linken Arm los.

Wärme strömt in (durchfließt/ fließt durch/strömt durch) Deinen linken Arm.

Der Igelball rollt sanft über Deine linke Schulter.

Denke an sie, spüre sie und lasse alle Anspannungen in der linken Schulter los.

Wärme strömt in (durchfließt/fließt durch/strömt durch) Deine linke Schulter.

Der Igelball rollt sanft über Dein linkes Bein.

Denke an Dein linkes Bein, spüre es, und lasse alle Anspannungen im linken Bein los.

Wärme strömt in (durchfließt/fließt durch/strömt durch) Dein linkes Bein.

Wende Dich nun Deinem Rumpf zu.

Der Igelball rollt sanft über Deinen Bauch.

Denke an ihn, spüre ihn, und lasse alle Anspannungen im Bauch los.

Wärme strömt in (durchfließt/fließt durch/ strömt durch) Deinen Bauch.

Der Igelball rollt über Deinen Brustkorb.

Denke an ihn, spüre ihn, und lasse alle Anspannungen in ihm los.

Wärme strömt in (durchfließt/fließt durch/strömt durch) Deinen Brustkorb.

Der Igelball rollt über Deinen Hals.

Denke an ihn, spüre ihn, und lasse alle Anspannungen im Hals los.

Wärme strömt in (durchfließt/ fließt durch/strömt durch) Deinen Hals.

Der Igelball rollt sanft über Deinen Rücken.

Denke an ihn, spüre ihn, und lasse alle Anspannungen im Rücken los.

Wärme strömt in (durchfließt/fließt durch/strömt durch) Deinen Rücken.

Der Igelball rollt sanft über Dein Gesäß.

Denke an es, spüre es, und lasse alle Anspannungen im Gesäß los.

Wärme strömt in (durchfließt/fließt durch/strömt durch) Dein Gesäß.

Der Igelball rollt sanft über Deinen Kopf.

Denke an ihn, spüre ihn, und lasse alle Anspannungen im Kopf los.

Wärme strömt in (durchfließt/fließt durch/strömt durch) Deinen Kopf.

Der Igelball rollt sanft über Dein Gesicht.

Denke an Dein Gesicht, spüre es, und lasse alle Anspannungen im Gesicht los.

Wärme strömt in (durchfließt/fließt durch/strömt durch) Dein Gesicht.

Der Igelball rollt sanft über Deine Kopfhaut.

Denke an Deine Kopfhaut, spüre sie, und lasse alle Anspannungen in Deiner Kopfhaut los.

Wärme strömt in (durchfließt/fließt durch/strömt durch) Deine Kopfhaut.

Der Igelball rollt über Deinen Nacken.

Denke an ihn, spüre ihn, und lasse alle Anspannung in ihm los.

Wärme strömt in (durchfließt/fließt durch/strömt durch) Deinen Nacken.

Der Igelball hat seine Arbeit getan.

Lasse ihn nun weiterziehen und bedanke Dich bei ihm.

Du fühlst Dich wohl.

Dein ganzer Körper wurde sanft gestreichelt und massiert.

Ein herrliches Gefühl.

Bringe wieder Bewegung in Deinen Körper und öffne Deine Augen.

Vielleicht magst Du Deine Arme und Deine Beine ausschütteln.

Vielleicht spürst Du noch immer den Igelball auf Deiner Haut.

Fühle, wie die Anspannung der Entspannung Platz gemacht hat.

Danke, dass Du mich begleitet hast.

Anmerkung: *Du hast hier vier Variationen:*

- *Strömt in*
- *Durchfließt*
- *Fließt durch*
- *Strömt durch*

Eine Perle geht auf Reisen

Ich lade Dich auf eine wohltuende Reise durch Deinen Körper ein.

Richte Dich auf Deinem Entspannungsplatz ein.

Und zwar so, dass es Dir gut und immer besser geht.

Finde Dich in einer sitzenden oder in einer liegenden Position ein.

Ich bin mir sicher, Du findest genau das Richtige für Dich.

Zu unserer heutigen Körperreise habe ich uns eine Perle eingeladen.

Stelle Dir nun vor Deinem geistigen Auge eine Perle vor.

Welche Größe und welche Farbe hat Deine Perle?

Diese Perle ist etwas ganz Besonderes.

Sie kann Energie und Wärme spenden.

Gleichzeitig hat sie Platz für Deinen Ballast und Deine Verspannungen.

Sie trägt alles, was Du nicht mehr brauchst, mit sich fort.

Sie zaubert Kummer und Sorgen einfach weg.

Bist Du bereit?

Dann lassen wir die Perle auf ihre Reise gehen.

Wenn es eine Stelle gibt, an der Du länger verweilen möchtest, dann mache das gerne

Wir beginnen auf Deiner rechten Körperseite.

Der Startpunkt ist Deine rechte Fußsohle.

Die Perle beginnt ihren Weg über Deine rechte Fußsohle.

Dabei berührt sie jeden einzelnen Zeh.

Ihr Weg führt weiter zu Deiner Ferse, Deiner Achillessehne und Deiner Wade.

Sie umkreist Dein rechtes Knie und wandert über Deinen rechten Oberschenkel hinauf in Dein rechtes Hüftgelenk.

Dort nimmt sie Kontakt zu Deinem Becken auf.

Die Reise geht weiter zu Deinem Rücken.

Du befindest Dich immer noch auf Deiner rechten Körperseite.

Die Perle umkreist jeden einzelnen Deiner Wirbel.

Sie nimmt sich Zeit für Dein Steißbein, Dein Kreuzbein, Deine Lendenwirbel, Deine Brustwirbel und Deine Halswirbel.

Dein Atlas und Dein Axis werden ebenso umkreist.

Die Reise geht weiter zu Deinem rechten Schultergelenk.

Die Perle nimmt die Abzweigung zu Deinem rechten Arm, zu Deiner rechten Hand und zu den fünf Fingern Deiner rechten Hand.

Sie kehrt zurück und umkreist dabei Deinen rechten Ellbogen.

Deine Achselhöhle und Deine rechte Brustkorbseite werden in den Weg mit eingebaut.

Die Perle wandert weiter zu Deinem Nacken und zu Deinem Kopf.

Sie findet ihren Weg über die rechte Kopfhaut und über die rechte Gesichtshälfte nach oben.

Schließlich erreicht sie den höchsten Punkt Deines Kopfes.

Sie kommt an Deinem Scheitelpunkt an.

Spüre in Deine Kopfkrone hinein.

Spüre in Deine rechte Körperhälfte hinein.

Verweile hier für einen Moment.

Nimm einfach nur wahr.

Setzen wir die Körperreise fort.

Die Reise geht auf Deiner linken Körperseite weiter.

Vom Scheitelpunkt des Kopfes hinunter zu Deinem Nacken.

Dabei findet sie ihren Weg über die linke Gesichtshälfte und die linke Kopfhaut.

Die Perle biegt zu Deinem linken Schultergelenk ab und setzt ihren Weg zu Deinem linken Arm fort.

Deiner linken Hand und Deinen linken fünf Fingern werden ebenso Beachtung geschenkt.

Auf dem Rückweg zum Schultergelenk umkreist sie Deinen linken Ellbogen.

Sie schließt Deine Achselhöhle und Deinen linken Brustkorb mit ein.

Der Weg geht über die Wirbelsäule nach unten weiter.

Nun auf Deiner linken Körperseite.

Die Perle beginnt bei Atlas und Axis.

Es folgen die Halswirbel, die Brustwirbel, die Lendenwirbel, das Kreuzbein und das Steißbein.

Die Perle denkt auch an Deinen Bauch und Deine inneren Organe.

Die linke Beckenseite ist erreicht.

Es geht über den linken Oberschenkel hinunter zum linken Knie.

Hier erfolgt wieder eine sanfte Umkreisung.

Schließlich folgt die Wade, die Ferse, die fünf Zehen und die linke Fußsohle.

Die Perle verabschiedet sich nun von Deinem Körper.

Sie ist am Ziel angelangt.

Wie fühlst Du Dich?

Gibt es noch eine Stelle, die Deiner Aufmerksamkeit bedarf?

Vielleicht möchtest Du noch Dein Gesicht umkreisen?

Deine Stirn, Deine Augen, Deine Nase, Deine Wangen oder Deinen Mund?

Dann hast Du jetzt noch die Gelegenheit dazu.

Wenn Du so weit bist, bedanke Dich bei Deiner Perle und lasse los.

Spüre in Deinen Körper hinein.

Wie fühlst Du Dich?

Ruhig, gelöst und entspannt? Dann würde mich das sehr freuen.

Scan your body

Komme sanft und in Ruhe bei Dir und Deinem Entspannungsplatz an.

Finde Dich, wenn es Dir möglich ist, in der Rückenlage ein.

Fühle Dich von der Erde getragen und gehalten.

Du kannst alles, was Du brauchst in die Erde abfließen lassen.

Mutter Erde trägt, behütet und nährt Dich.

Du kannst Dir aus der Erde neue Energie hervorholen, die Du benötigst.

Gleich einer Blumenzwiebel, die in der Erde vergraben ist und zu blühen beginnt.

Wie möchtest Du Deine Beine positionieren?

Lieber aufgestellt oder locker zueinander fallend?

Du hast auch die Möglichkeit Deine Beine ganz entspannt auf dem Boden abzulegen und auszustrecken.

Tritt in Zwiesprache mit Deinem Körper und finde die optimale Position für Dich.

Bringe Deine Schultern in eine angenehme Position.

Ziehe sie weit weg von Deinen Ohren.

Lasse so Deinen Ballast von Deinen Schultern fallen.

Stelle Dir gerne vor, Du packst alles in einen Rucksack hinein und stellst diesen ganz weit weg von Dir.

Schließe Deine Augen oder senke Deinen Blick.

Spüre, wie Du auf dem Boden aufliegst.

Finde auch für Deine Arme eine Wohlfühlposition.

Lege sie entspannt neben Deinem Körper ab.

Finde heraus, wie Du Deine Hände ablegen möchtest.

Auf Deinen Bauch, auf der Handkante, auf dem Handrücken oder auf der Handinnenseite.

Jede Position nimmst Du auch anders in Deinen Schultern wahr.

Spüre nun in Deinen Atem hinein und nimm Dein Atemerlebnis wahr.

Nimm das Einströmen Deines Atems bei der Einatmung wahr.

Spüre dabei gleichzeitig, wie sich Deine Bauchdecke nach außen wölbt und Dein Brustkorb sich hebt.

Nimm das Ausströmen Deines Atems bei der Ausatmung wahr.

Spüre dabei gleichzeitig, wie sich Deine Bauchdecke und Dein Brustkorb wieder senken.

Dies alles geschieht ohne Dein Zutun.

Wende Dich nun Deinem Körper zu.

Stelle Dir nun vor, Du bist am Flughafen und gehst durch die Personenkontrolle.

Dort wird Dein ganzer Körper gescannt.

Lasse uns gemeinsam diesen Körperscan durchführen.

Schenke den genannten Körperteilen Deine uneingeschränkte Aufmerksamkeit und lasse mit jeder Ausatmung immer mehr los.

Versuche Deine Verspannungen und Deine Anspannungen zu lösen, um damit schmerzfreier zu werden.

Sinke dabei mit jeder Ausatmung und mit jedem Loslassen tiefer in Deine Unterlage hinein.

Du wirst von der Erde getragen.

Lenke Deine Aufmerksamkeit auf Deine Füße und auf Deine Beine.

Spüre in Deine Fußsohlen und in jeden einzelnen Zeh hinein.

Lasse los. (Spüre nach)

Wandere über Deine Fersen weiter zu Deinen Waden und zu Deinen Schienbeinen.

Nimm dabei auch Deine Unterschenkel wahr.

Lasse los. (Spüre nach)

Spüre in Deine Kniegelenke hinein.

Lasse los. (Spüre nach)

Fühle in Deine Oberschenkel und in Dein Gesäß hinein.

Lasse los. (Spüre nach)

Lenke Deine Aufmerksamkeit auf Deinen unteren, Deinen mittleren und Deinen oberen Rucken.

Konzentriere Dich ganz auf Deine Wirbelsäule und die dazugehörigen Wirbelgelenke.

Erlaube Deinen Bandscheiben durchzuatmen und sich wieder aufzufüllen.

Lasse los. (Spüre nach)

Spüre in Deinen Bauch und in Deine Bauchorgane hinein.

Lasse los. (Spüre nach)

Dein Scan geht weiter zu Deinen Schultergelenken und zu Deinen Armen.

Nimm dabei auch Deine Achselhöhlen und Deine Ellbogengelenke wahr.

Wandere weiter zu Deinen Händen und zu jedem einzelnen Finger.

Lasse los. (Spüre nach)

Streichle in Gedanken sanft über Deinen Nackenbereich und lasse los.

Du bist bei Deinem Kopf und Deiner Kopfhaut angekommen.

Lasse los. (Spüre nach)

Streichle sanft über Dein Gesicht.

Schenke Deinen Augen, Deiner Nase, Deinem Mund, Deinen Wangen, Deinem Kiefer und Deiner Stirn ihre Aufmerksamkeit und lasse los.

Nimm einfach den Moment wahr, ohne zu bewerten.

Lasse los. (Spüre nach)

Du bist am Scheitelpunkt Deines Kopfes angekommen.

Stelle Dir nun einen silbernen Faden über Deinem Kopf vor und verbinde Dich mit dem Universum.

Lasse nun über diesen Faden alles, was Du nicht brauchst in das Universum abfließen.

Hole Dir über diesen Faden aus dem Universum die Energie, die Du brauchst, um Deinen Körper wieder aufzuladen.

Das Universum ist für Dich da.

Vertraue ihm.

Löse den silbernen Faden und komme wieder auf Deinem Platz an.

Nimm Deine Atemzüge als Wellenbewegung wahr und lasse diese Bewegung in Deinen Körper übergehen.

Bringe eine Welle der Bewegung in Deinen Körper.

Öffne Deine Augen, wenn dies nicht schon längst geschehen ist.

Komme über Deine Lieblingsseite in eine sitzende Position zurück.

Anmerkung: 3 Variationen:

- *Lasse Los*
- *Spüre nach*
- *Lasse los und spüre nach*

Schatzkiste (Schale) über Deinem Kopf

Räkle Dich in Deine Entspannungsposition hinein.

Wenn es dabei noch kurz einer Anspannung bedarf, dann komme dem nach.

Gerne darf dabei auch ein tiefer Seufzer entstehen.

Schließe gerne Deine Augen, um besser wahrnehmen zu können und die Verbindung nach innen aufzunehmen.

Stelle Dir nun vor über Deinem Scheitelpunkt schwebt eine Schatzkiste. (Schale)

Diese Schatzkiste (Schale) ist gefüllt mit purer Energie in Form eines hellen Lichtes.

Lasse in der Welt Deiner Fantasie eine Farbe vor Deinem geistigen Auge auftauchen.

Wie von Zauberhand öffnet sich diese Kiste. (Schale)

Die Energie wartet darauf, Deinen Körper neu aufzuladen.

Das helle Licht beginnt zu strahlen und möchte sich in Deinem Körper verteilen.

Es beginnt an Deinem Kopf, und wandert weiter zu Deiner Wirbelsäule.

Es fließt über Deine Schultern zu Deinen Händen.

Es erreicht Deinen Bauch und Dein Gesäß.

Es verteilt sich über Deine Beine, bis hinunter zu Deinen Zehen.

Das Licht bildet eine Aura um Dich herum.

Man könnte auch meinen, Du trägst einen Mantel aus purer Energie oder eine energiegeladene Decke.

Du kannst Dir auch gerne eine Energiedusche vorstellen.

Wie fühlt sich das für Dich an?

Gib dem Körper Zeit, jede einzelne Zelle Deines Körpers wieder aufzuladen.

Nimmst Du Wärme wahr?

Nimmst Du ein Kribbeln wahr, wo Du vom Licht berührt wirst?

Gedanken kommen und gehen.

Nimm einfach nur wahr und bleibe wertfrei.

Gibt es vielleicht eine Stelle, die heute besonders Deiner Aufmerksamkeit bedarf?

Dann verweile dort ein bisschen länger.

Die Schatzkiste (Schale) enthält genug Energie für Dich bereit.

Wenn das Licht von Dir abfließt und in die Erde eintaucht, nimmt es alles mit, was Du nicht mehr benötigst.

Verabschiede Dich von Kummer, Sorgen, Ängsten oder Nöten.

Lasse es zu, dass sich Verspannungen und Anspannungen lösen.

Erlaube Deinem Körper loszulassen und seinen Ballast abzuwerfen.

Beziehe Deinen Atem mit ein.

Mit jeder Einatmung nimm die neue Energie des Universums in Dir auf.

Mit jeder Ausatmung gib alles in die Erde oder in das Universum ab.

Es gibt genügend Platz dafür.

Das Universum wandelt Negativität in Positivität um.

Verweile hier für einen Moment.

Ich hole Dich dann wieder zurück.

PAUSE.

Die Schatzkiste (Schale) schließt ihren Deckel.

Das Licht hat seine Arbeit getan.

Spüre in Deinen aufgetankten Körper hinein und spüre, wie Du Dich gerne wieder bewegen möchtest.

Räkle Dich und strecke Dich.

Du fühlst Dich ruhig, gelöst und entspannt.

Du bist bereit für das, was heute noch kommt.

Anmerkung: 2 Variationen – Schale oder Schatzkiste

Handauflegen

Lege Dich entspannt auf Deiner Unterlage ab.

Finde Länge von den Fußspitzen hinauf bis zu Deinen Haarspitzen.

Wenn es dazu eines Räkelns bedarf, komme dem gerne nach.

Nimm Deinen Körper und Deine Muskulatur wahr.

Nimm Deine Atemzüge wahr.

Versuche den Ausatem länger geschehen zu lassen als den Einatem.

Schließe dazu gerne Deine Augen, um besser wahrnehmen zu können.

Komme nun so in der Ruhe und in der Stille an.

Stelle Dir nun vor, Du könntest aus Deinem Körper schlüpfen und Dich selbst anschauen.

Lasse Dein Bild, vor Deinem inneren Auge, entstehen.

Bleibe dabei wertfrei.

Lerne Dich anzunehmen, so wie Du bist und so ist es gut.

Du bist einzigartig.

Ich lade Dich nun ein, Dich in Gedanken selbst zu berühren.

Durch diese virtuelle Berührung kannst Du alles abstreifen, was Du nicht mehr brauchst.

Nimm nun Deine Hände wahr.

Sie sind sanft und weich.

Behutsam legst Du sie auf Deinen Kopf auf.

Wie fühlt sich das für Dich an?

Nimmst Du Wärme wahr?

Nimmst Du ein Gefühl der Geborgenheit wahr?

Nimmst Du ein Gefühl der Fürsorge wahr?

Lasse los.

Spüre dem nach.

Wandere weiter mit Deinen Händen zu Deinen Schultern.

Spüre, wie Deine Schultern zu sinken beginnen.

Der Ballast beginnt sich nach und nach aufzulösen.

Er fällt von Deinen Schultern ab.

Lasse los.

Spüre dem nach.

Lenke Dein Augenmerk auf Dein Herz.

Lege Deine Hände auf Dein Herz.

Nimm Deinen Herzschlag wahr.

Spüre die Wärme Deiner Hände auf Deinem Herzen.

Öffne Dein Herz und lasse die Liebe zu Dir selbst und zu anderen fließen.

Hast Du einen Panzer um Dein Herz gelegt?

Gibt es einen Grund dafür?

Lasse los.

Spüre dem nach.

Wende Deine Aufmerksamkeit Deinem Rücken zu.

Lege Deine Hände auf Deinen Rücken auf.

Nimm die Wärme Deiner Hände auf Deinem Rücken wahr.

Trägst Du einen Rucksack bei Dir?

Dann versuche ihn auf die Seite zu stellen.

Wirf Deinen Ballast ab.

Lasse los.

Spüre dem nach.

Wenn Du möchtest, lege Deine Hände auf Deinen Bauch.

Nimm die Wärme Deiner Hände auf Deinem Bauch wahr.

Spüre und fühle in Deine Intention hinein.

Lerne Deinem Bauchgefühl zu vertrauen.

Schenke Deinen inneren Organen Deine Aufmerksamkeit und bedanke Dich bei ihnen für ihre Funktionen.

Bedarf es einer Unterstützung, dann sage Dir dreimal in der Stille vor: „Ich werde gesund".

Lasse los.

Spüre dem nach.

Lenke Deine Aufmerksamkeit auf Deine Beine und auf Deine Füße.

Lege die Hände dort auf, wo Du jetzt möchtest.

Deine Füße tragen Dich und Deine Beine helfen Dir bei der Fortbewegung.

Bedanke Dich bei ihnen.

Nimm die Wärme Deiner Hände wahr.

Lasse los.

Spüre dem nach.

Schüttle nun Deine Hände ganz fest aus, damit die Negativität in das Universum abgegeben werden kann.

Schlüpfe wieder in Deinen Körper hinein.

Wie fühlst Du Dich jetzt?

Ich hoffe gut.

Vielleicht bist Du überrascht, was Deine Hände so alles können?

Das Sonnengeflecht

Für unsere heutige Entspannungsreise lade ich Dich ein, Dir es in Deiner Meditationshaltung bequem zu machen.

Nimm Dir dafür einen Moment Zeit.

Wenn Du angekommen bist und Dein Körper auf „Empfang“ eingestellt ist, schließe Deine Augen.

Tauche in die Welt Deines Körpers und bei Dir selbst ein.

Lerne Dich immer wieder aufs Neue besser kennen.

Ich lade Dich ein, Dir vorzustellen, dass eine Wärmflasche auf Deinem Bauch liegt.

Für ein besseres Verständnis kannst Du gerne Deine Hände auf Deinen Bauch ablegen.

Nimm das Gefühl der Wärme wahr.

Mit jedem weiteren Atemzug kannst Du immer leichter loslassen.

Die Wärme strömt über Deinen Bauch in Deinen Körper hinein.

Die Energie verteilt sich in Deinem ganzen Körper.

Über Deinem Bauchnabel sitzt Dein „Vegetatives Nervensystem“.

Versuche es in Balance zu bringen.

Eine Anspannung braucht eine Entspannung.

Über Deinem Bauchnabel befindet sich auch Dein Nabel Chakra.

Dieses Chakra kontrolliert unsere Energie.

Es versorgt auch unsere Verdauungsorgane mit Energie und stärkt unsere Kraft.

Stelle Dir nun die Farbe „Gelb“ dazu vor.

Verwende als visuelles Bild die Sonne.

Deine Hände oder die Wärmflasche sind die Sonne auf Deinem Bauch.

Ihre Strahlen verteilen die Energie, von Deinem Bauchnabel aus,
in Deinen ganzen Körper.

Sie schubsen dabei alles Negative von Dir weg.

Du spürst, wie Du immer leichter loslassen kannst und der Muskeltonus in Deinem Körper sinkt.

Ruhe und Entspannung breiten sich in Deinem Körper aus.

Die Wärme strömt auch in Dein Herz hinein.

Kannst Du es spüren?

Verweile hier für einen Moment.

Ich hole Dich dann wieder zurück.

PAUSE.

Verabschiede Dich von der Sonne und lege Deine Hände wieder entspannt neben Deinem Körper.

Die Wärmflasche hat ihre Arbeit getan und wird wieder aufgeräumt.

Öffne nun langsam wieder Deine Augen und komme bei Dir an.

Bringe wieder Bewegung in Deinen Körper.

Wenn Du künftig in die Sonne schaust, tanke dabei Energie auf.

Massage mit einem duftenden Öl oder einer Creme

Komme zur Ruhe und finde Dich auf Deinem Platz ein.

Lege Deine Arme und Deine Beine so ab, dass sich Dein Körper wohlfühlt.

Pendle Deinen Kopf mittig ein.

Unterlagere bei Bedarf Körperteile, um leichter entspannen zu können.

Nichts sollte Dich einengen oder gar stören können.

Schließe Deine Augen, um virtuelle Ablenkungen auszublenden.

Vermeide störende Geräusche.

Schalte dazu alle Geräte aus.

Dazu gehören zum Beispiel Dein Telefon oder Dein Handy.

Dein Wegbegleiter „Atem“ ist bereits an Deiner Seite.

Er ist immer bei Dir.

Ich lade Dich auf eine Körperreise ein.

Stelle Dir dazu vor, dass Du an den angesprochenen Körperteilen sanft berührt wirst.

Eine Person Deiner Fantasie streicht sanft mit der Hand über Deinen Körper.

Dabei benutzt sie ein duftendes Öl.

(Dazu benutzt sie eine wohltuende Körpercreme).

Das Öl (oder die Creme) spendet Dir Wärme und gleichzeitig auch Feuchtigkeit.

Vielleicht hast Du eine trockene Haut und sie freut sich über Deine Aufmerksamkeit.

Vielleicht kannst Du in Deiner Vorstellung leichter entspannen, wenn Du Dir diese sanfte Massage vorstellst?

Lasse so Spannungen in Deinem Körper weichen und das Gefühl der Entspannung entstehen.

Den Duft des Öls (der Creme) darfst Du Dir selbst aussuchen.

Das kann die beruhigende Wirkung von Lavendel sein oder der frische Duft von Zitronen.

Du darfst Dir gerne in Deiner Fantasie Deinen eigenen Duft dazu aussuchen und diesen in Deiner Nase wahrnehmen.

Kannst Du ihn riechen?

In Deiner Fantasie ist alles möglich.

Mit jeder Berührung lässt Du immer mehr los und sinkst tiefer in Deine Unterlage.

Es fühlt sich wie ein zartes Hineinschmelzen an.

Lasse uns auf Deiner rechten Körperseite beginnen.

Die Hand berührt sanft Deinen rechten Arm, Deine rechte Hand und jeden einzelnen Deiner Finger.

Das Öl (die Creme) breitet sich auf Deiner Haut aus und Du kannst in diesen Bereichen loslassen.

Dein Körper nimmt auf, was er braucht.

Spüre dem nach und lasse los.

Die Hand berührt sanft Deine rechte Schulter.

Das Öl (die Creme) breitet sich auf Deiner Haut aus und Du kannst in diesem Bereich loslassen.

Dein Körper nimmt auf, was er braucht.

Spüre dem nach und lasse los.

Die Hand berührt sanft Dein rechtes Bein, Deinen rechten Fuß und jeden einzelnen Zeh.

Das Öl (die Creme) breitet sich auf Deiner Haut aus und Du kannst in diesen Bereichen loslassen.

Dein Körper nimmt auf, was er braucht.

Spüre dem nach und lasse los.

Wenden wir uns Deiner linken Körperseite zu.

Die Hand berührt Deinen linken Arm, Deine linke Hand und jeden einzelnen Finger.

Das Öl (die Creme) breitet sich auf Deiner Haut aus und Du kannst in diesen Bereichen loslassen.

Dein Körper nimmt auf, was er braucht.

Spüre dem nach und lasse los.

Die Hand berührt sanft Deine linke Schulter.

Das Öl (die Creme) breitet sich auf Deiner Haut aus und Du kannst in diesem Bereich loslassen.

Dein Körper nimmt auf, was er braucht.

Spüre dem nach und lasse los.

Die Hand berührt sanft Dein linkes Bein, Deinen linken Fuß und jeden einzelnen Zeh.

Das Öl (die Creme) breitet sich auf Deiner Haut aus und Du kannst in diesen Bereichen loslassen.

Dein Körper nimmt auf, was er braucht.

Spüre dem nach und lasse los.

Die Hand berührt sanft Deinen Bauch.

Das Öl (die Creme) breitet sich auf Deiner Haut aus und Du kannst in diesem Bereich loslassen.

Dein Körper nimmt auf, was er braucht.

Spüre dem nach und lasse los.

Die Hand berührt sanft Deinen Rücken.

Das Öl (die Creme) breitet sich auf Deiner Haut aus und Du kannst in diesem Bereich loslassen.

Dein Körper nimmt auf, was er braucht.

Spüre dem nach und lasse los.

Die Hand berührt sanft Dein Gesäß.

Das Öl (die Creme) breitet sich auf Deiner Haut aus und Du kannst in diesem Bereich loslassen.

Dein Körper nimmt auf, was er braucht.

Spüre dem nach und lasse los.

Die Hand berührt sanft Deinen Kopf.

Das Öl (die Creme) breitet sich auf Deiner Haut aus und Du kannst in diesem Bereich loslassen.

Dein Körper nimmt auf, was er braucht.

Spüre dem nach und lasse los.

Die Hand berührt sanft Deine Kopfhaut und Deinen Nacken.

Das Öl (die Creme) breitet sich auf Deiner Haut aus und Du kannst in diesen Bereichen loslassen.

Dein Körper nimmt auf, was er braucht.

Spüre dem nach und lasse los.

Dein ganzer Körper fühlt sich gut an.

Dein Körper hat an Feuchtigkeit aufgenommen, was er benötigt hat.

Mit dieser Aufmerksamkeit konntest Du loslassen.

Dein ganzer Körper wurde sanft gestreichelt und mit einem duftenden Öl (mit einer duftenden Creme) eingeölt (eingecremt).

Wenn Dir nach einem Seufzen zumute ist, gib diesem Bedürfnis nach.

Bringe wieder Bewegung in Deinen Körper und öffne Deine Augen.

Vielleicht magst Du Deine Arme und Deine Beine noch ausschütteln?

Beginne langsam wieder Deine Augen zu öffnen.

Nimmst Du vielleicht den Duft des Öls (der Creme) wahr?

Vielleicht hast Du auch das Gefühl, gerade eingeölt (eingecremt) worden zu sein?

Ich hoffe diese Reise der Berührung hat Dir gutgetan.

Wir können es jederzeit wiederholen, wenn Du möchtest.

***Anmerkung**: 2 Variationen - entweder Creme oder Öl*

Nach Schwere folgt Leichtigkeit

Finde Dich in Deiner Wohlfühlposition ein und nimm Deinen Körper wahr.

Tritt in Kontakt mit ihm und höre ihm zu.

Hat er Dir etwas zu sagen?

Gibt es eine Stelle, die gerade zwickt oder zwackt?

Spüre die Spannungsherde in Deinem Körper und versuche daran etwas zu verändern.

Wie geht es Deiner Gefühlswelt?

Schlägt sie gerade Kapriolen?

Dann versuche sie wieder in Balance zu bringen.

Bleibe wertfrei und nimm einfach nur wahr.

Mit diesem Bewusstsein kannst Du Veränderungen leichter zulassen.

Du kannst damit auch Verspannungen leichter lösen.

Nimm nun Deinen Körper wahr und lasse das Gefühl der Schwere entstehen.

Deine Arme, Deine Hände und Deine Finger fühlen sich (sehr/ganz) schwer an.

Deine Beine, Deine Füße und Deine Zehen fühlen sich (sehr/ganz) schwer an.

Dein Gesäß und Dein Rücken fühlen sich (sehr/ganz) schwer an.

Deine Schultern fühlen sich (sehr/ganz) schwer an.

Deine Kopfhaut fühlt sich (sehr/ganz) schwer an.

Dein Kopf fühlt sich (sehr/ganz) schwer an.

Dein ganzer Körper fühlt sich (sehr/ganz) schwer an.

Wie fühlst Du Dich jetzt?

Kann es sein, dass sich Dein ganzer Körper eher leichter anfühlt?

Das ist gut möglich.

Manchmal empfindet man bei dem Wort „Schwere“ eher das Gefühl der „Leichtigkeit“.

So wie es ist, ist es gut,

Spanne nun jeden einzelnen Muskel Deines Körpers an.

Halte die Spannung – und lasse los.

Gib dem Gefühl des Loslassens nach und fühle Dich wohl.

Öffne nun langsam wieder Deine Augen und komme auf Deinem Platz an.

Nimm einen tiefen Atemzug.

Bleibe in diesem Gefühl der Entspannung und komme auf Deine Art und Weise wieder zum Stehen zurück.

***Anmerkung**:* *3 Variationen:*

- *Fühlt sich schwer an*
- *Fühlt sich sehr schwer an*
- *Fühlt sich ganz schwer an*

Körperreise: „Kühlender (Wärmender) Energieball“

Ich lade Dich auf eine Reise durch Deinen Körper ein.

Schalte dazu Dein Handy und Dein Telefon auf lautlos und lege es ganz weit weg von Dir.

Störende, äußerliche Einflüsse können so vermieden werden.

Eine wohltuende Zeit für Dich kann beginnen.

Hast Du es Dir schon auf Deiner Unterlage bequem gemacht?

Dies kann in einer sitzenden oder in einer liegenden Position sein.

Es ist Deine Reise und Du sollst Dich dabei wohl fühlen.

Wenn es nicht schon längst geschehen ist, schließe Deine Augen.

Stelle Dir nun einen Energieball vor.

Lasse vor Deinem geistigen Auge ein Bild davon entstehen.

Wie groß ist Dein Ball?

Welche Farbe hat Dein Ball?

Dieser Energieball hat magische Kräfte:

- Er kann Dir Energie und Wärme spenden.

- **Er kann Dir Energie und Kühle spenden.**

Er kann Deine Anspannungen, Deine Schmerzen, Deine Sorgen und Deinen Kummer aufsaugen und wie von Zauberhand verschwinden lassen.

Er kann Dir auch Fragen beantworten, die Dir auf der Zunge liegen.

Lassen wir den Energieball auf seine Reise gehen.

Du entscheidest auf Deiner Reise, ob Du heute das Gefühl der Wärme oder der Kühle benötigst.

Den Anfang dazu macht Deine rechte Fußsohle.

Der Ball bewegt sich über Deine rechte Fußsohle und berührt jeden einzelnen Zeh des rechten Fußes.

Es fühlt sich wie eine angenehme Fußmassage an.

Die Intensität dazu entsteht in Deiner Fantasie.

Die Reise geht weiter zu Deiner rechten Ferse, zu Deiner Achillessehne und zu Deiner Wade.

Sanft umkreist der Energieball Dein rechtes Knie und wandert über Deinen rechten Oberschenkel hinauf in Dein rechtes Hüftgelenk.

Dort kommt der Ball mit Deinem Becken in Kontakt.

Die Reise geht weiter zu Deinem Rücken.

Zum unteren, zum mittleren und zum oberen Rücken.

Wenn es eine Stelle gibt, an der Du länger verweilen möchtest, dann mache das gerne.

Die Reise geht weiter zu Deinem rechten Schultergelenk.

Der Ball zweigt zu Deinem rechten Arm, zu Deiner rechten Hand und zu den fünf Fingern der rechten Hand ab.

Auf seinem Rückweg umkreist er Deinen rechten Ellbogen.

Er massiert Deinen Nacken und kommt bei Deinem Kopf an.

Schließlich erreicht er die höchste Stelle Deines Kopfes, den Scheitelpunkt.

Spüre in Deine Kopfkrone und in Deine ganze rechte Körperseite hinein.

Bleibe wertfrei und nimm einfach nur wahr.

Der Energieball beginnt auf der anderen Seite seinen Weg nach unten.

Er wandert auf der linken Kopfseite nach unten und massiert anschließend Deinen Nacken.

Der Ball zweigt an Deinem linken Schultergelenk ab zu Deinem linken Arm, Deiner linken Hand und Deinen linken fünf Fingern.

Auf seinem Rückweg zurück zum Schultergelenk umkreist er Deinen linken Ellbogen.

Der Weg geht über die Wirbelsäule weiter nach unten.

Die linke Seite des oberen, des mittleren und des unteren Rückens.

Sanft wird das linke Becken und das linke Hüftgelenk erreicht.

Es geht über den linken Oberschenkel hinunter zum linken Knie.

Hier erfolgt wieder eine sanfte Umkreisung.

Schließlich folgt die linke Wade, die linke Ferse, die fünf Zehen und die linke Fußsohle.

Auch die linke Fußsohle wird sanft massiert.

Das Ende der Reise ist erreicht.

Der Energieball verabschiedet sich nun von Deinem Körper.

Wie fühlst Du Dich?

Möchtest Du noch eine sanfte Gesichtsmassage?

Dann lasse den Energieball sanft über Dein Gesicht kreisen.

Möchtest Du noch eine Bauchmassage?

Dann lasse den Energieball sanft über Deinen Bauch streichen.

Möchtest Du noch eine sanfte Kopfhautmassage?

Dann lasse den Energieball sanft über Deine Kopfhaut streichen.

Gibt es noch eine Stelle, die Deiner Aufmerksamkeit bedarf?

Dann hast Du jetzt noch die Gelegenheit dazu.

Du möchtest dem Energieball noch Fragen stellen?

Dann hast Du jetzt die Möglichkeit dazu.

Höre genau zu, vielleicht kannst Du die Antworten hören?

Wenn Du so weit bist, bedanke Dich beim Energieball und lasse ihn los.

Spüre in Deinen Körper hinein.

Wie fühlst Du Dich? Ruhig, gelöst und entspannt?

Schüttle Deine Arme und Beine einmal aus und komme von Deiner Reise zurück.

Öffne Deine Augen und finde über das Sitzen wieder zum Stehen zurück.

Anmerkung: Kühle oder Wärme *(aus dem Buch Wechseljahre)*

Spannungsgefühl

Lege Dich so hin, dass es Dir gut und immer besser geht.

Bringe Deine Wirbelsäule in eine angenehme Länge.

Ziehe Deine Schulterblätter sanft unter Deinen Körper und spüre,
wie sich dabei Deine Brust etwas öffnen kann.

Wenn es nicht schon längst geschehen ist, schließe Deine Augen und pendle Deinen Kopf mittig ein.

Du kommst auf Deinem Platz an und findest immer mehr zur Ruhe.

Diese Ruhe breitet sich sanft in Deinem ganzen Körper aus.

Lasse Deinen Atem geschehen.

Er fließt von ganz allein.

Versuche Deinen Ausatem länger geschehen zu lassen wie Deinen Einatem.

Gedanken und Geräusche mögen kommen und gehen, so wie die Wolken am Himmel.

Bleibe ein ferner Beobachter und lasse sie vorbeiziehen.

Parke sie auf einer Wolke am Himmel.

Für eine Bewertung oder Beurteilung ist später noch genügend Zeit dazu.

Der Geist bekommt die Erlaubnis zur Ruhe kommen zu dürfen.

Zeit für Dich und Zeit für Deinen Körper.

Zeit für Ruhe und Stille.

Wenn Du möchtest, lade ich Dich auf eine Reise durch Deinen Körper ein.

Ich spreche verschiedene Körperteile an und Du versuchst dabei loszulassen und zu entspannen.

Entspannung kann man mit der Zeit lernen.

Beginne mit kleinen Zielen, dann stellt sich der Erfolg leichter ein.

Lasse uns beginnen.

Ich lasse das Spannungsgefühl in meinen Zehen los.

Meine Zehen sind entspannt.

Ich lasse das Spannungsgefühl in meinen Fußsohlen los.

Meine Fußsohlen sind entspannt.

Ich lasse das Spannungsgefühl in meinen Füßen los.

Meine Füße sind entspannt.

Ich lasse das Spannungsgefühl in meinen Beinen los.

Meine Beine sind entspannt.

Ich lasse das Spannungsgefühl in meinen Knien los.

Meine Knie sind entspannt.

Ich lasse das Spannungsgefühl in meinen Fingern los.

Meine Finger sind entspannt.

Ich lasse das Spannungsgefühl in meinen Händen los.

Meine Hände sind entspannt.

Ich lasse das Spannungsgefühl in meinen Armen los.

Meine Arme sind entspannt.

Ich lasse das Spannungsgefühl in meinem Gesäß los.

Mein Gesäß ist entspannt.

Ich lasse das Spannungsgefühl in meinen Schultern los.

Meine Schultern sind entspannt.

Ich lasse das Spannungsgefühl in meinem Nacken los.

Mein Nacken ist entspannt.

Ich lasse das Spannungsgefühl in meinem unteren Rücken los.

Mein unterer Rücken ist entspannt.

Ich lasse das Spannungsgefühl in meinem mittleren Rücken los.

Mein mittlerer Rücken ist entspannt.

Ich lasse das Spannungsgefühl in meinem oberen Rücken los.

Mein oberer Rücken ist entspannt.

Ich lasse das Spannungsgefühl in meinem ganzen Rücken los.

Mein ganzer Rücken ist entspannt.

Ich lasse das Spannungsgefühl in meinem unteren Bauch los.

Mein unterer Bauch ist entspannt.

Ich lasse das Spannungsgefühl in meinem mittleren Bauch los.

Mein mittlerer Bauch ist entspannt.

Ich lasse das Spannungsgefühl in meinem oberen Bauch los.

Mein oberer Bauch ist entspannt.

Ich lasse das Spannungsgefühl in meinem ganzen Bauch los.

Mein ganzer Bauch ist entspannt.

Ich lasse das Spannungsgefühl in meinem Kopf los.

Mein Kopf ist entspannt.

Ich lasse das Spannungsgefühl in meinem Gesicht los.

Mein Gesicht ist entspannt.

Ich lasse meinen Atem friedvoll fließen.

Ich lasse das Spannungsgefühl in meinem Körper los.

Mein Körper fühlt sich entspannt an und ist entspannt.

Spüre in Deinen Körper hinein.

Du fühlst Dich ruhig, gelöst und entspannt.

Du bist ruhig, gelöst und entspannt.

Lasse Deine Atemzüge wieder tiefer und intensiver werden.

Spüre, wie die Energie in Deinen Körper zurückkehrt.

Das Spannungsgefühl hat der Entspannung Platz gemacht.

Du fühlst Dich erfrischt und gestärkt.

Du fühlst Dich wohl.

Öffne Deine Augen, wenn dies nicht schon längst geschehen ist.

Nimm Deine Umgebung wieder bewusst wahr.

Bringe jetzt die Bewegung in Deinen Körper, nachdem es ihm verlangt.

Vielleicht möchtest Du Dich räkeln, Dich strecken, Dich dehnen oder Dich mobilisieren?

Höre auf Deine innere Stimme und höre auf Deinen Körper.

Wenn Du so weit bist und in der Ruhe bleiben möchtest, komme über Deine rechte Seite zum Sitzen zurück.

Wenn Du aktiv werden möchtest, komme über Deine linke Seite zum Sitzen zurück.

Du fühlst Dich ruhig, gelöst und entspannt.

Danke, dass Du mich auf diese Körperreise begleitet hast.

Leichtigkeit und Wärme

Du machst es Dir auf Deinem Entspannungsplatz bequem.

Wenn Du möchtest, hole beide Knie nahe an Deinen Körper heran und mobilisiere kurz Deinen unteren Rücken.

Strecke anschließend beide Beine wieder aus.

Du kommst in Ruhe und in Stille an Deinem Platz an.

Wenn Du möchtest, schließe Deine Augen.

Bilder können so leichter vor Deinem geistigen Auge entstehen.

Spüre Deinen Körper bewusst.

Dein Körper fühlt sich angenehm leicht an.

Lasse uns gemeinsam auf die Reise gehen.

Deine Hände und Arme fühlen sich (ganz/sehr) leicht an.

Dein Nacken und Deine Schultern fühlen sich (ganz/sehr) leicht an.

Dein Rücken fühlt sich (ganz/sehr) leicht an.

Dein Gesäß fühlt sich (ganz/sehr) leicht an.

Deine Füße und Deine Beine fühlen sich (ganz/sehr) leicht an.

Dein Körper ist angenehm warm.

Deine Hände und Arme fühlen sich angenehm (sehr/strömend) warm an.

Dein Nacken und Deine Schultern fühlen sich angenehm (sehr/strömend) warm an.

Dein Rücken fühlt sich angenehm (sehr/strömend) warm an.

Dein Gesäß fühlt sich angenehm (sehr/strömend) warm an.

Dein Bauch fühlt sich angenehm (sehr/strömend) warm an.

Deine Füße und Beine fühlen sich angenehm (sehr/strömend) warm an.

Du fühlst Dich wohl in Deinem Körper.

Deine Atmung fließt ruhig und gleichmäßig.

Sie plätschert sanft vor sich hin.

Es atmet Dich.

Du fühlst Dich wohl.

Intensiviere Deine Atemzüge und nimm eine körperliche Bewegung dazu, um wieder in die Realität zurückzukommen.

Wenn es nicht schon längst geschehen ist, öffne Deine Augen.

- *3 Variationen: leicht an, sehr leicht an, ganz leicht an*
- *3 Variationen: angenehm warm, sehr warm, strömend warm*

Progressive Muskelentspannung (PMR)

Durch An- und Entspannung der Muskulatur wird eine tiefe Entspannung des Körpers erreicht.

Progressive Muskelentspannung

Komme für diese Entspannungstechnik in die Rückenlage.

Spüre nach, wie Du auf der Unterlage aufliegst.

Nimm Deinen Körper genau in diesem Moment wahr.

Wie fühlst Du Dich?

Mache es Dir so bequem wie möglich.

Lasse Deinen Kopf sanft von rechts nach links rollen.

Pendle ihn dann schließlich mittig ein.

Finde so in die Stille hinein.

Ich lade Dich ein, durch An- und Entspannung Deiner Muskulatur zur Ruhe zu kommen.

Als Begleiter steht Dein Atem an Deiner Seite.

Er geschieht ohne Dein Zutun.

Er ist der Anker Deines Lebens.

Schließe nun Deine Augen, um ganz bei Dir sein zu können.

Wenn es Dir möglich ist, folge meinen Worten.

Spanne nun Dein rechtes Bein an.

Ziehe Deine Zehen in Richtung Nasenspitze hin und schiebe die Ferse ganz weit weg von Dir.

Spanne so Deinen Ober- und Unterschenkel an.

Wenn es Dir möglich ist, hebe Dein rechtes Bein ein paar Zentimeter vom Boden ab, wenn Du einatmest.

Halte die Spannung.

Atme aus und lasse Dein Bein entspannt zum Boden sinken.

Spüre nach.

Spanne nun Dein linkes Bein an.

Ziehe Deine Zehen in Richtung Nasenspitze hin und schiebe die Ferse ganz weit weg von Dir.

Spanne so Deinen Ober- und Unterschenkel an.

Wenn es Dir möglich ist, hebe Dein linkes Bein ein paar Zentimeter vom Boden ab, wenn Du einatmest.

Halte die Spannung.

Atme aus und lasse Dein Bein entspannt zum Boden sinken.

Spüre nach.

Spanne nun Deine dominante Hand zu einem Faustschluss an.

Spanne Deinen ganzen dominanten Arm an.

Wenn es Dir möglich ist, hebe Deinen Arm mit der Einatmung ein paar Zentimeter vom Boden ab.

Halte die Spannung.

Atme aus und lasse Deinen Arm entspannt zum Boden sinken.

Öffne Deine Faust und spüre nach.

Spanne nun Deine andere Hand an und bilde einen Faustschluss.

Spanne Deinen ganzen Arm dazu an.

Wenn es Dir möglich ist, hebe ihn mit der Einatmung ein paar Zentimeter vom Boden ab.

Halte die Spannung.

Atme aus und lasse Deinen Arm entspannt zum Boden sinken.

Öffne Deine Faust und spüre nach.

Spanne nun Dein Gesäß an.

Zwicke Deine Pobacken fest zusammen und hebe Deinen Po ein kleines Stück vom Boden ab, wenn Du einatmest.

Halte die Spannung.

Atme aus und lasse Dein Gesäß sanft zu Boden sinken.

Spüre nach.

Ziehe nun Deine gesamte Bauchdecke mit der Einatmung nach innen oben.

Lasse Deine Bauchdecke durch diese Anspannung flach werden.

Halte die Spannung.

Atme aus und lasse die Anspannung in Deinem Bauch los.

Spüre nach.

Schiebe nun Deine Schulterblätter in den Boden und hebe Deinen Brustkorb mit der Einatmung ein Stück vom Boden ab.

Halte die Spannung.

Öffne gleichzeitig Dein Herz und lasse die Liebe zu Dir selbst und zu anderen fließen.

Atme aus und lasse Deinen Brustkorb wieder sinken.
Spüre nach.

Wenn es Dir möglich ist, lasse Dein Herz geöffnet.

Deine Schultern bleiben am Boden liegen.

Mit Deiner nächsten Einatmung ziehe Deine Schultern nahe zu Deinen Ohren ran.

Dein Hals fühlt sich dadurch kürzer an.

Halte die Spannung.

Atme aus und lasse die Schultern wieder weit weg von den Ohren sinken.

Spüre nach.

Deine Schultern bleiben am Boden liegen.

Ziehe nun mit Deiner nächsten Einatmung die Arme in die Länge.

Ziehe Deine Schultern weit weg von Deinen Ohren.

Dein Hals fühlt sich dadurch länger an.

Spreize gleichzeitig Deine Finger weit auseinander.

Halte die Spannung.

Wenn Du wieder ausatmest, lasse die Schultern in ihre Ausgangsposition zurückgleiten.

Spüre nach.

Dein Kopf ruht am Boden.

Hebe nun sanft den Kopf ein Stück vom Boden ab, wenn Du einatmest.

Spanne so Deinen Nacken an.

Halte die Anspannung.

Mit Deiner nächsten Ausatmung lasse Deinen Kopf wieder zu Boden sinken.

Spüre nach.

Sanft liegt Dein Hinterkopf auf der Unterlage auf.

Die Kopfhaut fühlt sich entspannt an.

Ziehe nun Dein Kinn in Richtung Brustbein.

Mache ein Doppelkinn und bringe etwas Länge in Deinen Hals hinein, wenn Du einatmest.

Halte die Spannung.

Lasse mit der Ausatmung die Anspannung los.

Spüre nach.

Dein Kopf ruht entspannt und mittig auf dem Boden.

Rolle Deinen Kopf mit der nächsten Ausatmung sanft nach rechts.

Mit Deiner nächsten Einatmung rolle Deinen Kopf zur Mitte zurück.

Rolle Deinen Kopf mit der nächsten Ausatmung sanft nach links.

Mit Deiner nächsten Einatmung rolle Deinen Kopf sanft zur Mitte zurück.

Spüre nach.

Stelle Dir nun vor, Du beißt in eine Zitrone (oder Limette als Variation) und machst ein zitronensaures (limettensaures) Gesicht.

Spanne Deine Stirn, Deine Augen, Deine Nase, Deinen Mund und Deinen Kiefer an, wenn Du einatmest.

Dadurch kräuselt sich alles zu Deiner Nasenspitze hin.

Halte die Spannung.

Atme aus und lasse Deine Gesichtszüge wieder weich werden.

Spüre nach.

Spanne nun Deinen ganzen Körper während der Einatmung an.

Hebe Deine Arme und Deine Beine ein paar Zentimeter vom Boden ab.

Balle gleichzeitig Deine Hände zu Fäusten und spanne Dein Gesäß an.

Ziehe die Bauchdecke nach innen oben und hebe Deinen Brustkorb ein Stück vom Boden an.

Öffne Dein Herz.

Löse Deinen Kopf ein Stück vom Boden und spanne Deinen Nacken an.

Beiße in Deiner Vorstellung in eine Zitrone (oder Limette) hinein und spanne alle Gesichtsmuskeln an.

Öffne auch Deine Augen und strecke gleichzeitig Deine Zunge heraus.

Halte noch immer die ganze Körperspannung.

Lasse jetzt mit Deiner nächsten Ausatmung alles mit einem tiefen Seufzer los.

Spüre nach.

Nachdem Du jetzt weißt, was Du alles gleichzeitig anspannen sollst, wiederhole diese große Anspannung gerne noch einmal.

Du fühlst Dich ruhig, gelöst und entspannt.

Du bist ruhig, gelöst und entspannt.

Lenke Deine Aufmerksamkeit wieder auf Deinen Körper zurück.

Wie fühlt er sich im Vergleich zum Anfang der Entspannung an?

Kannst Du einen Unterschied feststellen?

Lenke Deine Aufmerksamkeit in Deinen Atem.

Lasse Deine Atemzüge wieder tiefer und intensiver werden.

Dein Körper ist wieder bereit für Bewegung.

Räkle und strecke Dich, so wie am Morgen, wenn Du aufstehst.

Öffne Deine Augen, wenn es nicht schon längst geschehen.

Nimm Dir die Zeit, die Du brauchst, um über Deine Lieblingsseite zum Sitzen zu kommen.

Wenn sich Dein Kreislauf stabilisiert hat, finde zum Stehen zurück.

Variation: *Zitrone oder Limette.*

Progressive Muskelentspannung (kurz)

Beuge Deine Knie und lasse Dich auf den Boden nieder.

Lege Deine Arme in eine für Dich entspannte Position ab.

Lasse Deine Oberschenkel leicht nach außen rollen.

Versuche, vollkommen entspannt zu liegen.

Fühle, wie Du vom Boden getragen wirst.

Wenn sich das gut anfühlt, schließe Deine Augen, um ganz bei Dir sein zu können.

Werde Dir Deiner Atmung bewusst.

Atme sanft durch die Nase ein.

Atme ruhig durch die Nase aus.

Bleibe für einen Moment bei Deinem Atem.

Ich lade Dich nun zu einer „Progressiven Muskelentspannung ein".

Ich lade Dich ein, Dich mit Deiner Einatmung auf Körperteile zu konzentrieren und diese anzuspannen.

Ich lade Dich ein, mit Deiner Ausatmung, die Muskeln langsam wieder zu entspannen.

Lenke Deine Aufmerksamkeit auf Deine Muskeln, um Deine Augen herum.

Atme ein und kneife Deine Augen fest zusammen.

Atme aus und entspanne langsam Deine Augen.

Fokussiere Dich auf Deine Schultern und auf Deine Arme.

Ziehe die Schultern mit Deiner Einatmung in Richtung Deiner Ohren.

Ziehe die Schultern mit Deiner Ausatmung wieder weit weg von Deinen Ohren.

Entspanne Deine Schultern und Deine Arme.

Lenke Deine Aufmerksamkeit weiter auf Deine Hände.

Atme ein und spreize Deine Finger weit.

Atme aus und entspanne Deine Finger.

Spüre nun in Deine Gesäßmuskulatur hinein.

Atme ein und spanne Dein Gesäß an.

Atme aus und entspanne Dein Gesäß.

Lenke Deinen Fokus auf Deine Oberschenkel.

Atme ein und spanne Deine Oberschenkel an.

Atme aus und entspanne Deine Oberschenkel.

Lenke Dein Bewusstsein zu Deinen Füßen.

Atme ein und spreize Deine Zehen.

Atme aus und entspanne Deine Zehen.

Atme ein und spanne Deinen gesamten Körper an.

Atme aus und entspanne in den Boden.

Bade Dich in dem wunderbaren Gefühl der Entspannung.

Spüre die Leichtigkeit Deines Atems.

Spüre die Ruhe Deines Geistes.

Vielleicht spürst Du die Wärme Deines Körpers.

Vielleicht spürst Du ein Kribbeln auf Deiner Haut.

Nimm nun ein paar tiefe energetisierende Atemzüge.

Der Atem verbreitet sich von Deiner Schädeldecke bis hinab zu Deinen Fußspitzen.

Bringe Bewegung in Deinen Körper.

Rolle Deinen Kopf langsam von einer zur anderen Seite.

Ziehe Deine Knie in Richtung Brust und umarme Dich.

Massiere Deinen unteren Rücken.

Und wenn Du so weit bist, komme über Deine rechte Seite wieder zum Sitzen zurück.

PMR – Energie und Lebendigkeit

Erlaube Deinem Körper komplett loszulassen.

Suche Dir dazu die passende Position aus.

Begib Dich mit mir auf eine Reise durch Deinen Körper.

Lerne Deinen Körper, durch An- und Entspannung Deiner Muskulatur, besser kennen.

Entdecke vorhandene Verspannungen und löse sie durch Deinen Atem und Deine Aufmerksamkeit.

Wecke und stimuliere in Dir eine neue Energie.

Wirf Dein Augenmerk zuerst auf Deine Atmung.

Atme friedvoll durch die Nase ein.

Der Atem strömt friedvoll durch den Mund wieder aus.

Leite Deine Atmung in Deine Bauchdecke und in Deinen Brustkorb hinein.

Spüre das Heben und das Senken beider Körperteile während Deiner Atemzüge.

Es ist völlig in Ordnung, wenn Du auch nur in ein Körperteil hineinatmest.

Es soll Dir gut und immer besser gehen.

Tiefe Atemzüge wollen gelernt und geübt sein.

Lenke Deinen Fokus auf verschiedene Körperteile, die ich Dir nennen werde.

Schenke ihnen Deine Aufmerksamkeit, spanne an und lasse anschließend wieder los.

Spüre so die Lebendigkeit in Deinem Körper.

Atme bei der Anspannung ein und bei der Entspannung aus.

Beginnen wir mit den Händen.

Stelle Dir Deine Hände vor.

Nimm die Energie in Deinen Händen wahr.

Balle Deine Hände kraftvoll zu Fäusten.

Spüre das Leben in Deinen Händen pulsieren.

Öffne Deine Fäuste und lasse los.

Wirf Dein Augenmerk auf Deine Füße.

Stelle Dir Deine Füße vor.

Nimm die Energie in Deinen Füßen wahr

Kralle Deine Zehen ein.

Nicht zu fest und nicht zu leicht.

Spüre das Leben in Deinen Füßen pulsieren.

Löse die Bewegung in Deinen Füßen und lasse los.

Wirf Dein Augenmerk auf Deine Beine.

Stelle Dir beide Beine vor.

Nimm die Energie in Deinen Beinen wahr.

Hebe beide Beine ein kleines Stück vom Boden ab.

Spüre das Leben in Deinen beiden Beinen pulsieren.

Senke wieder beide Beine und lasse los.

Wirf Dein Augenmerk auf Deinen Rücken.

Stelle Dir Deinen Rücken vor.

Nimm die Energie in Deinem Rücken wahr.

Schiebe Deinen Rücken sanft in Deine Unterlage hinein.

Spüre das Leben in Deinem Rücken pulsieren.

Entspanne Deinen Rücken und lasse los.

Wirf Dein Augenmerk auf Deinen Bauch.

Stelle Dir Deinen Bauch vor.

Nimm die Energie in Deinem Bauch wahr.

Ziehe Deine Bauchdecke weit nach innen oben.

Spüre das Leben in Deinem Bauch pulsieren.

Entspanne Deine Bauchdecke und lasse los.

Wirf Dein Augenmerk auf Dein Gesäß.

Stelle Dir Dein Gesäß vor.

Nimm die Energie in Deinem Gesäß wahr.

Spanne Dein Gesäß fest an und zwicke die Pobacken fest zusammen.

Spüre das Leben in Deinem Gesäß pulsieren.

Entspanne Dein Gesäß und lasse los.

Wirf Dein Augenmerk auf Deinen Kopf.

Stelle Dir Deinen Kopf vor.

Nimm die Energie in Deinem Kopf wahr.

Spanne alle Gesichtsmuskeln an und schiebe Deinen Kopf sanft in den Boden hinein.

Spüre das Leben in Deinem Kopf pulsieren.

Entspanne Deinen Kopf und Deine Gesichtsmuskulatur und lasse los.

Wirf Dein Augenmerk auf Deinen ganzen Körper.

Stelle Dir Deinen ganzen Körper vor.

Nimm die Energie in Deinem Körper wahr.

Spanne Deinen ganzen Körper an.

Spüre das Leben in Deinem ganzen Körper pulsieren.

Entspanne Deinen ganzen Körper und lasse los.

Spüre dem nach.

Konntest Du Deine Energie und Deine Lebendigkeit spüren?

Ist es nicht herrlich sich so lebendig zu fühlen?

Konntest Du Deinen Energiespeicher finden?

Rufe diese Energie ab, wann immer Du sie brauchst.

Ich wünsche Dir immer genügend Energie im Leben.

Finde wieder in den Moment zurück.

Progressive Muskelrelaxation aktiv und passiv

Lasse uns den Moment nutzen, um unseren eigenen Körper wahrzunehmen.

Du bist, wie ich, ein Teil des Universums.

Sorge gut für Dich.

Finde Dich in einer komfortablen Position ein.

Für unsere heutige Entspannung würde ich Dir die Rückenlage empfehlen.

Schaue Dich noch einmal in Deiner Umgebung um.

Versuche störende Faktoren auszuschließen.

Dazu gehört auch Dein Handy.

Hast Du es auf lautlos gestellt?

Mache es Dir auf Deinem Platz gemütlich.

Vielleicht bedarf es noch einer Unterlagerung für mehr Bequemlichkeit?

Ein Kissen unter Deine Knie vielleicht?

Vielleicht fühlt sich dadurch Dein Rücken wohler?

Vielleicht ein Kissen unter Deinen Kopf, damit Dein Nacken an Länge gewinnt?

Vielleicht möchtest Du Dich in eine Decke einhüllen?

Die Decke sorgt für Wärme und dadurch fällt es dem Körper leichter zu entspannen.

Schließe nun Deine Augen und komme ganz bei Dir an.

Visuelle Ablenkungen können dadurch vermieden werden.

Lasse Deinen Kopf sanft von rechts nach links rollen.

Drehe Deinen Kopf mit der Ausatmung zur Seite und mit der Einatmung wieder zur Mitte zurück.

Schließlich findet Dein Kopf in der Mitte seinen Platz und bleibt ruhig auf seinem Hinterkopf liegen.

Finde so, nach und nach, in die Ruhe und in die Entspannung hinein.

Ich lade Dich ein, durch An- und Entspannung Deiner Muskulatur zur Ruhe zu kommen.

Ich lade Dich ein, durch An- und Entspannung, Verspannungen in Deinem Körper zu lösen.

Du fragst Dich vielleicht, was dies mit dem Universum zu tun hat?

Die Frage kann ich Dir gerne beantworten.

Du bist ein Teil des Universums und hier geht es allein um Dich.

Ein ständiger Begleiter Deines Lebens ist Dein Atem.

Er geschieht ohne Dein Zutun, von ganz allein.

Er ist der Anker Deines Lebens.

Er ist der Fluss Deines Lebens.

Spanne mit der Einatmung die Körperteile an, die ich Dir nennen werde und versuche mit der Ausatmung bewusst loszulassen.

Kralle nun Deine Zehen ein.

Nicht zu fest und nicht zu leicht.

Löse abrupt diese Anspannung auf und lasse los.

Spüre dem nach.

Spanne nun Dein rechtes Bein an.

Ziehe Deine Zehen in Richtung Nasenspitze hin und schiebe die Ferse ganz weit weg von Dir.

Spanne so Deinen Ober- und Unterschenkel an.

Wenn es Dir möglich ist, hebe Dein rechtes Bein ein paar Zentimeter vom Boden ab, während Du einatmest.

Halte die Spannung.

Atme aus und lasse Dein Bein entspannt zum Boden sinken.

Spüre dem nach.

Spanne nun Dein linkes Bein an.

Ziehe Deine Zehen in Richtung Nasenspitze hin und schiebe die Ferse ganz weit weg von Dir.

Spanne so Deinen Ober- und Unterschenkel an.

Wenn es Dir möglich ist, hebe Dein linkes Bein ein paar Zentimeter vom Boden ab, während Du einatmest.

Halte die Spannung.

Atme aus und lasse Dein Bein entspannt zum Boden sinken.

Spüre dem nach.

Spanne nun Deine dominante Hand an, indem Du eine Faust machst.

Spanne Deinen ganzen dominanten Arm an.
Wenn es Dir möglich ist, hebe ihn ein paar Zentimeter vom Boden ab, während Du einatmest.

Halte die Spannung.

Atme aus und lasse Deinen Arm entspannt zum Boden sinken.

Öffne Deine Faust und spüre dem nach.

Spanne nun Deine andere Hand an und bilde eine Faust.

Spanne Deinen ganzen Arm an.

Wenn es Dir möglich ist, hebe ihn ein paar Zentimeter vom Boden ab, während Du einatmest.

Halte die Spannung.

Atme aus und lasse Deinen Arm entspannt zum Boden sinken.

Öffne Deine Faust und spüre dem nach.

Spanne nun Dein Gesäß an.

Zwicke Deine Pobacken fest zusammen und hebe Dein Gesäß ein kleines Stück vom Boden ab, während Du einatmest.

Halte die Spannung.

Atme aus und lasse Dein Gesäß sanft zu Boden sinken.

Spüre dem nach.

Ziehe nun Deine gesamte Bauchdecke nach innen in Richtung Wirbelsäule, während Du einatmest.

Lasse Deine Bauchdecke durch diese Anspannung flach werden.

Halte die Spannung.

Atme aus und lasse die Anspannung in Deinem Bauch los.

Spüre dem nach.

Schiebe nun Deine Schulterblätter in den Boden und hebe Deinen Brustkorb mit der Einatmung ein Stück vom Boden ab, während Du einatmest.

Halte die Spannung.

Öffne gleichzeitig Dein Herz und lasse die Liebe zu Dir selbst und zu anderen fließen.

Atme aus und lasse Deinen Brustkorb wieder sinken.

Spüre dem nach.

Deine Schultern liegen entspannt auf dem Boden.

Ziehe Deine Schultern nun näher zu Deinen Ohren heran, während Du einatmest.

Dein Hals fühlt sich dadurch kürzer an.

Halte die Spannung.

Atme aus und lasse die Schultern wieder weit weg von den Ohren sinken.

Spüre dem nach.

Deine Schultern liegen entspannt auf dem Boden.

Ziehe nun die Arme in die Länge, während Du einatmest.

Senke so Deine Schultern und ziehe sie weit weg von Deinen Ohren.

Dein Hals fühlt sich dadurch länger an.

Spreize dabei Deine Finger weit auseinander.

Halte die Spannung.

Wenn Du wieder ausatmest, lasse die Schultern in ihre Ausgangsposition zurückgleiten.

Spüre dem nach.

Dein Kopf ruht entspannt auf dem Boden.

Auch Deine Kopfhaut fühlt sich entspannt an.

Hebe nun sanft den Kopf ein Stück vom Boden ab, während Du einatmest.

Spanne so Deinen Nacken an.

Halte die Anspannung.

Mit Deiner nächsten Ausatmung lasse Deinen Kopf wieder sanft zu Boden sinken.

Spüre dem nach.

Sanft liegt Dein Hinterkopf auf der Unterlage auf.

Die Kopfhaut fühlt sich entspannt an.

Ziehe nun Dein Kinn in Richtung Brustbein, während Du einatmest.

Mache ein Doppelkinn und lasse so eine angenehme Länge in Deinem Nacken entstehen.

Halte die Spannung.

Wenn Du ausatmest, lasse die Anspannung los.

Spüre dem nach.
Dein Kopf ruht entspannt und mittig auf dem Boden.

Rolle Deinen Kopf mit der nächsten Ausatmung sanft nach rechts.

Mit Deiner nächsten Einatmung rolle Deinen Kopf wieder sanft zur Mitte zurück.

Rolle Deinen Kopf mit der nächsten Ausatmung sanft nach links.

Mit Deiner nächsten Einatmung rolle Deinen Kopf wieder sanft zur Mitte zurück.

Spüre dem nach.

Stelle Dir nun vor, Du beißt in eine Zitrone (oder Limette als Variation) hinein und machst ein zitronensaures (limettensaures) Gesicht.

Spanne Deine Stirn, Deine Augen, Deine Nase, Deinen Mund und Deinen Kiefer an, während Du einatmest.

Alle Partien Deines Gesichtes kräuseln sich zu Deiner Nasenspitze hin.

Halte die Spannung.

Atme aus und lasse Deine Gesichtszüge wieder weich werden.

Spüre dem nach.

Spanne nun Deinen ganzen Körper an, während Du einatmest.

Hebe dazu Deine Arme und Deine Beine ein paar Zentimeter vom Boden ab.

Balle gleichzeitig Deine Hände zu Fäusten.

Zwicke Dein Gesäß zusammen und spanne es an.

Ziehe die Bauchdecke zur Wirbelsäule hin.

Hebe Deinen Brustkorb ein Stück vom Boden ab.

Öffne gleichzeitig auch Dein Herz.

Löse Deinen Kopf ein Stück vom Boden und spanne Deinen Nacken an.

Beiße in Deiner Vorstellung in eine Zitrone (oder Limette) hinein und spanne alle Gesichtsmuskeln an.

Öffne Deine Augen und strecke Deine Zunge heraus.

Halte diese große Anspannung.

Lasse mit Deiner nächsten Ausatmung und mit einem hörbaren, tiefen Seufzer alle Anspannung auf einmal los.

Spüre dem nach.

Du fühlst Dich ruhig, gelöst und entspannt.

Du bist ruhig, gelöst und entspannt.

Lenke Deine Aufmerksamkeit wieder auf Deinen Körper zurück.

Wandere nun gedanklich zu den Körperteilen, die ich Dir nennen werde und entspanne sie.

Lenke Deine Aufmerksamkeit in Deine Füße und in Deine Beine.

Schließe dabei Deine Zehen mit ein.

Deine Füße, Deine Beine und Deine Zehen sind entspannt.

Du fühlst Dich ruhig, gelöst und entspannt.

Lenke Deine Aufmerksamkeit in Deine Hände und in Deine Arme.

Schließe dabei Deine Finger mit ein.

Deine Hände, Deine Arme und Deine Finger sind entspannt.

Du fühlst Dich ruhig, gelöst und entspannt.

Lenke Deine Aufmerksamkeit in Dein Gesäß.

Dein Gesäß ist entspannt.

Du fühlst Dich ruhig, gelöst und entspannt.

Lenke Deine Aufmerksamkeit in Deinen ganzen Rücken.

Denke dabei an Deinen unteren, Deinen mittleren und Deinen oberen Rücken.

Dein ganzer Rücken ist entspannt.

Du fühlst Dich ruhig, gelöst und entspannt.

Lenke Deine Aufmerksamkeit in Deinen Bauch und in Deine Bauchorgane.

Dein Bauch und Deine inneren Bauchorgane sind entspannt.

Du fühlst Dich ruhig, gelöst und entspannt.

Lenke Deine Aufmerksamkeit in Deinen Schultergürtel.

Dein Schultergürtel ist entspannt.

Du fühlst Dich ruhig, gelöst und entspannt.

Lenke Deine Aufmerksamkeit in Deinen Nacken.

Deine gesamte Nackenmuskulatur ist entspannt.

Du fühlst Dich ruhig, gelöst und entspannt.

Lenke Deine Aufmerksamkeit in Dein Gesicht.

Dein ganzes Gesicht ist entspannt.

Du fühlst Dich ruhig, gelöst und entspannt.

Lenke Deine Aufmerksamkeit in Deine Kopfhaut.

Deine Kopfhaut ist entspannt.

Du fühlst Dich ruhig, gelöst und entspannt.

Spüre der Entspannung nach.

PAUSE.

Lenke Deine Aufmerksamkeit in Deinen Atem.

Lasse Deine Atemzüge wieder tiefer und intensiver werden.

Es wird Zeit, sich wieder zu bewegen.

Räkle und strecke Dich, so wie am Morgen, wenn Du aufstehst.

Öffne Deine Augen, wenn es nicht schon längst geschehen ist.

Nimm Dir die Zeit, die Du brauchst, um über Deine Lieblingsseite zum Sitzen zu kommen.

Wenn sich Dein Kreislauf stabilisiert hat, finde zum Stehen zurück.

2 Variationen: *Zitrone oder Limette*

(Aus meinem Buch „Universum“)

Autogenes Training

Das „Autogene Training“ stellt eine Form von Selbsthypnose dar.

Die genannten Sätze helfen dem Körper und dem Geist zur Ruhe zu kommen und zu entspannen.
Es entsteht keine körperliche Aktivität.

Du kannst die Reise durch Deinen Körper jederzeit ergänzen oder verkürzen.

Wichtig dabei ist, dass Du immer die gleichen Formulierungen verwendest.

Das Gehirn speichert die Sätze ab und kann sie so schneller als Entspannung abrufen.

Suche Dir aus den genannten Variationen, Deine Geschichte für das „Autogene Training“ aus.

Das Grundgerüst des „Autogenen Trainings“ sieht folgendermaßen aus:

- Schwere-Übung
- Wärme-Übung
- Atem-Übung
- Herz-Übung
- Sonnengeflecht-Übung
- Kopf-Übung

Nachfolgend findest Du ein paar Variationen zu den Grundübungen.

Stelle Dir Dein „Autogenes Training“ zusammen.

Wiederhole die Sätze 3- bis 6-mal, je nachdem wieviel Zeit Du hast.

Die Pause zwischen den Sätzen sollte ca. 20 bis 30 sec. betragen.

Ankommen

Nimm eine Körperhaltung ein, in der Du die nächsten Minuten möglichst bewegungsarm und achtsam entspannen kannst.

Lege Dir bei Bedarf etwas unter Deine Kniekehlen oder unter Deinen Kopf.

Wenn Dir kalt sein sollte, ziehe Dir etwas drüber oder wickle Dich in eine Decke ein.

Räkle Dich in Deine Wohlfühlposition hinein.

Werde Dir Deines Atems bewusst, ohne diesen beeinflussen zu wollen.

Spüre, wie Dein Atem ruhig und gleichmäßig fließt.

Mit der nächsten Ausatmung schließe Deine Augen.

Spüre Deine Kontaktpunkte Deines Körpers auf Deiner Unterlage.

Lasse das Gewicht Deines Körpers in den Boden fließen.

Lasse alle Spannungen in die Erde abfließen.

Erlaube Deinem Körper zur Ruhe zu kommen.

Du bist ruhig, gelöst und entspannt.

Folge meinen Worten und stelle Dir in Gedanken die An- und Entspannung der Körperregionen vor.

Diese Autosuggestion soll Dir helfen, Dich zu entspannen.

Beginnen wir von unten nach oben.

(Du kannst auch einen anderen Anfang wählen)

Schwere-Übung – Vorschlag 1

Deine Füße haben einen guten Kontakt zum Boden.

Nimm Deine Füße bewusst wahr.

Sage Dir nun innerlich und in Gedanken folgenden Satz vor:

„Mein rechter Fuß ist ganz schwer". (3 - 6x)

„Ich bin ganz ruhig, gelöst und entspannt".

„Mein linker Fuß ist ganz schwer". (3 -6x)

„Ich bin ganz ruhig, gelöst und entspannt".

„Mein rechtes Bein ist ganz schwer". (3-6x)

„Ich bin ganz ruhig, gelöst und entspannt".

„Mein linkes Bein ist ganz schwer". (3-6x)

„Ich bin ganz ruhig, gelöst und entspannt".

Ich spüre meine Hände ganz bewusst.

Sie geben mir die Möglichkeit zu tasten, zu spüren, zu halten, zu streicheln, zu stützen und zu fühlen.

„Meine rechte Hand ist ganz schwer". (3-6x)

„Ich bin ganz ruhig, gelöst und entspannt".

„Meine linke Hand ist ganz schwer". (3-6x)

„Ich bin ganz ruhig, gelöst und entspannt".

Ich spüre meine Arme ganz bewusst.

Sie helfen mir bei vielen Bewegungsabläufen.

„Mein rechter Arm ist ganz schwer". (3-6x)

„Ich bin ganz ruhig, gelöst und entspannt".

„Mein linker Arm ist ganz schwer". (3-6x)

„Ich bin ganz ruhig, gelöst und entspannt".

Ich spüre bewusst meine Schultern.

Ich lasse den Ballast von meinen Schultern fallen.

„Meine Schultern sind ganz schwer". (3-6x)

„Ich bin ganz ruhig, gelöst und entspannt".

Ich spüre bewusst meinen Nacken.

„Mein Nacken ist ganz schwer". (3-6x)

„Ich bin ganz ruhig, gelöst und entspannt".

Ich spüre in mein Gesäß hinein.

Ich brauche es zum Sitzen.

„Mein Gesäß ist ganz schwer". (3-6x)

„Ich bin ganz ruhig, gelöst und entspannt".

Ich spüre bewusst in meinen Bauch und in seine inneren Organe hinein.

Ich danke meinem Bauch, dass er die Funktion des zweiten Gehirns übernimmt und meine inneren Organe schützt.

Ich kann mich auf mein Bauchgefühl verlassen.

„Mein Bauch ist ganz schwer“. (3-6x)

„Ich bin ganz ruhig, gelöst und entspannt“.

Ich spüre bewusst in meinen Rücken und in meine Wirbelsäule hinein.

„Mein Rücken ist ganz schwer“. (3-6x)

„Ich bin ganz ruhig, gelöst und entspannt“.

Ich spüre meinen Körper bewusst.

Ich bedanke mich für dieses Wunderwerk.

„Mein ganzer Körper ist ganz schwer“. (3-6x)

„Ich bin ganz ruhig, gelöst und entspannt“.

Schwere-Übung – Vorschlag 2

Sage Dir nun innerlich und in Gedanken folgenden Satz vor:

„Mein rechter Fuß ist schwer“. (3-6x)

„Ich bin ruhig, gelöst und entspannt“.

„Mein linker Fuß ist schwer“. (3-6x)

„Ich bin ruhig, gelöst und entspannt“.

„Mein rechtes Bein ist schwer“. (3-6x)

„Ich bin ruhig, gelöst und entspannt“.

„Mein linkes Bein ist schwer“. (3-6x)

„Ich bin ruhig, gelöst und entspannt“.

Ich spüre meine Hände bewusst.

Sie geben mir die Möglichkeit zu tasten, zu spüren, zu halten, zu streicheln, zu stützen und zu fühlen.

„Meine rechte Hand ist schwer“. (3-6x)

„Ich bin ruhig, gelöst und entspannt“.

„Meine linke Hand ist schwer“. (3-6x)

„Ich bin ruhig, gelöst und entspannt“.

Ich spüre meine Arme bewusst.

Sie helfen mir bei vielen Bewegungsabläufen.

„Mein rechter Arm ist schwer“. (3-6x)

„Ich bin ruhig, gelöst und entspannt“.

„Mein linker Arm ist schwer“. (3-6x)

„Ich bin ruhig, gelöst und entspannt“.

Ich spüre bewusst meine Schultern.

Ich lasse den Ballast von meinen Schultern fallen.

„Meine Schultern sind schwer“. (3-6x)

„Ich bin ruhig, gelöst und entspannt“.

Ich spüre bewusst meinen Nacken.

„Mein Nacken ist schwer“. (3-6x)

„Ich bin ruhig, gelöst und entspannt“.

Ich spüre in mein Gesäß hinein.

Ich brauche es zum Sitzen.

„Mein Gesäß ist schwer“. (3-6x)

„Ich bin ruhig, gelöst und entspannt“.

Ich spüre bewusst in meinen Bauch und in seine inneren Organe hinein.

Ich danke meinem Bauch, dass er die Funktion des zweiten Gehirns übernimmt und meine inneren Organe schützt.

Ich kann mich auf mein Bauchgefühl verlassen.

„Mein Bauch ist schwer“. (3-6x)

„Ich bin ruhig, gelöst und entspannt“.

Ich spüre bewusst in meinen Rücken und in meine Wirbelsäule hinein.

„Mein Rücken ist schwer". (3-6x)

„Ich bin ruhig, gelöst und entspannt".

Ich spüre meinen Körper bewusst.

Ich bedanke mich für dieses Wunderwerk.

„Mein ganzer Körper ist schwer". (3-6x)

„Ich bin ruhig, gelöst und entspannt".

Schwere-Übung – Vorschlag 3

Sage Dir nun innerlich und in Gedanken folgenden Satz vor:

„Mein rechter Fuß ist sehr schwer". (3-6x)

„Mein rechter Fuß ist entspannt".

„Ich bin entspannt".

(„Ich bin gelöst/ Ich bin ruhig/ Ich bin ruhig, gelöst und entspannt")

„Mein linker Fuß ist sehr schwer". (3-6x)

„Mein linker Fuß ist entspannt".

„Ich bin entspannt".

(„Ich bin gelöst/ Ich bin ruhig/ Ich bin ruhig, gelöst und entspannt")

„Mein rechtes Bein ist sehr schwer". (3-6x)

„Mein rechtes Bein ist entspannt".

„Ich bin entspannt".

(„Ich bin gelöst/ Ich bin ruhig/ Ich bin ruhig, gelöst und entspannt")

„Mein linkes Bein ist sehr schwer". (3-6x)

„Mein linkes Bein ist entspannt".

„Ich bin entspannt".

(„Ich bin gelöst/ Ich bin ruhig/ Ich bin ruhig, gelöst und entspannt")

Ich spüre meine Hände bewusst.

Sie geben mir die Möglichkeit zu tasten, zu spüren, zu halten, zu streicheln, zu stützen und zu fühlen.

„Meine rechte Hand ist sehr schwer". (3-6x)

„Meine rechte Hand ist entspannt".

„Ich bin entspannt".

(„Ich bin gelöst/ Ich bin ruhig/ Ich bin ruhig, gelöst und entspannt")

„Meine linke Hand ist sehr schwer". (3-6x)

„Meine linke Hand ist entspannt".

„Ich bin entspannt".

(„Ich bin gelöst/ Ich bin ruhig/ Ich bin ruhig, gelöst und entspannt")

Ich spüre meine Arme bewusst.

Sie helfen mir bei vielen Bewegungsabläufen.

„Mein rechter Arm ist sehr schwer". (3-6x)

„Mein rechter Arm ist entspannt".

„Ich bin entspannt".

(„Ich bin gelöst/ Ich bin ruhig/ Ich bin ruhig, gelöst und entspannt")

„Mein linker Arm ist sehr schwer". (3-6x)

„Mein linker Arm ist entspannt".

„Ich bin entspannt“.

(„Ich bin gelöst/ Ich bin ruhig/ Ich bin ruhig, gelöst und entspannt“)

Ich spüre bewusst meine Schultern.

Ich lasse den Ballast von meinen Schultern fallen.

„Meine Schultern sind sehr schwer“. (3-6x)

„Meine Schultern sind entspannt“.

„Ich bin entspannt“.

(„Ich bin gelöst/ Ich bin ruhig/ Ich bin ruhig, gelöst und entspannt“)

Ich spüre bewusst meinen Nacken.

„Mein Nacken ist sehr schwer“. (3-6x)

„Mein Nacken ist entspannt“.

„Ich bin entspannt“.

(„Ich bin gelöst/ Ich bin ruhig/ Ich bin ruhig, gelöst und entspannt“)

Ich spüre in mein Gesäß hinein.

Ich brauche es zum Sitzen.

„Mein Gesäß ist sehr schwer“. (3-6x)

„Mein Gesäß ist entspannt“.

„Ich bin entspannt“.

(„Ich bin gelöst/ Ich bin ruhig/ Ich bin ruhig, gelöst und entspannt")

Ich spüre bewusst in meinen Bauch und in seine inneren Organe hinein.

Ich danke meinem Bauch, dass er die Funktion des zweiten Gehirns übernimmt und meine inneren Organe schützt.

Ich kann mich auf mein Bauchgefühl verlassen.

„Mein Bauch ist sehr schwer". (3-6x)

„Mein Bauch ist entspannt".

„Ich bin entspannt".

(„Ich bin gelöst/ Ich bin ruhig/ Ich bin ruhig, gelöst und entspannt")

Ich spüre bewusst in meinen Rücken und in meine Wirbelsäule hinein.

„Mein Rücken ist sehr schwer". (3-6x)

„Mein Rücken ist entspannt".

„Ich bin entspannt".

(„Ich bin gelöst/ Ich bin ruhig/ Ich bin ruhig, gelöst und entspannt")

Ich spüre meinen Körper bewusst.

Ich bedanke mich für dieses Wunderwerk.

„Mein Körper ist sehr schwer". (3-6x)

„Mein Körper ist entspannt".

„Ich bin entspannt“.

(„Ich bin gelöst/ Ich bin ruhig/ Ich bin ruhig, gelöst und entspannt“)

Schwere-Übung – Vorschlag 4

Ich spüre meine Füße bewusst und intensiv.

Sage Dir nun innerlich und in Gedanken folgenden Satz vor:

„Mein rechter und mein linker Fuß sind schwer“. (3-6x)

„Ich bin ruhig“ oder „Ich bin ganz ruhig“.

Ich spüre meine Beine bewusst und intensiv.

„Mein rechtes und mein linkes Bein sind schwer“. (3-6x)

„Ich bin ruhig“ oder „Ich bin ganz ruhig“.

Ich spüre meine Hände bewusst und intensiv.

Sie geben mir die Möglichkeit zu tasten, zu spüren, zu halten, zu streicheln, zu stützen und zu fühlen.

„Meine rechte und meine linke Hand sind schwer“. (3-6x)

„Ich bin ruhig“ oder „Ich bin ganz ruhig“.

Ich spüre meine Arme bewusst und intensiv.

Sie helfen mir bei vielen Bewegungsabläufen.

„Mein rechter und mein linker Arm sind schwer“. (3-6x)

„Ich bin ruhig“ oder „Ich bin ganz ruhig“.

Ich spüre bewusst meine Schultern.

Ich lasse den Ballast von meinen Schultern fallen.

„Meine Schultern sind schwer“. (3-6x)

„Ich bin ruhig“ oder „Ich bin ganz ruhig“.

Ich spüre bewusst meinen Nacken.

„Mein Nacken ist schwer“. (3-6x)

„Ich bin ruhig“ oder „Ich bin ganz ruhig“.

Ich spüre in mein Gesäß hinein.

Ich brauche es zum Sitzen.

„Mein Gesäß ist schwer“. (3-6x)

„Ich bin ruhig“ oder „Ich bin ganz ruhig“.

Ich spüre bewusst in meinem Bauch und in seine inneren Organe hinein.

Ich danke meinen Bauch, dass er die Funktion des zweiten Gehirns übernimmt und meine inneren Organe schützt.

Ich kann mich auf mein Bauchgefühl verlassen

„Mein Bauch ist schwer“. (3-6x)

„Ich bin ruhig“ oder „Ich bin ganz ruhig“.

Ich spüre bewusst in meinen Rücken und in meine Wirbelsäule hinein.

„Mein Rücken ist schwer“. (3-6x)

„Ich bin ruhig“ oder „Ich bin ganz ruhig“.

Ich spüre meinen Körper bewusst.

Ich bedanke mich für dieses Wunderwerk.

„Mein ganzer Körper ist schwer“. (3-6x)

„Ich bin ruhig“ oder „Ich bin ganz ruhig“.

Schwere-Übung – Vorschlag 5

Ich spüre in meine Füße und in meine Beine hinein.

Sage Dir nun innerlich und in Gedanken folgenden Satz vor:

„Meine Füße und meine Beine sind (sehr/ganz) schwer". (3-6x)

„Ich fühle mich entspannt".

(„Ich bin ganz ruhig").

(„Ich bin ruhig/Ich bin gelöst/Ich bin entspannt").

Ich spüre in meine Hände und in meine Arme hinein.

„Meine Hände und meine Arme sind (sehr/ganz) schwer". (3-6x)

„Ich fühle mich entspannt".

(„Ich bin ganz ruhig").

(„Ich bin ruhig/Ich bin gelöst/Ich bin entspannt").

Ich spüre in meine Schultern und in meinen Nacken hinein.

„Meine Schultern und mein Nacken sind (sehr/ganz) schwer". (3-6x)

„Ich fühle mich entspannt".

(„Ich bin ganz ruhig").

(„Ich bin ruhig/Ich bin gelöst/Ich bin entspannt").

Ich spüre in mein Gesäß und in meinen Rücken hinein.

„Mein Gesäß und mein Rücken sind (sehr/ganz) schwer". (3-6x)

„Ich fühle mich entspannt".

(„Ich bin ganz ruhig").

(„Ich bin ruhig/Ich bin gelöst/Ich bin entspannt").

Ich spüre bewusst in meinen Bauch und in meine Organe hinein.

„Mein Bauch und meine Organe sind (sehr/ganz) schwer". (3-6x)

„Ich fühle mich entspannt".

(„Ich bin ganz ruhig").

(„Ich bin ruhig/Ich bin gelöst/Ich bin entspannt").

Ich spüre bewusst in meinen Kopf und in mein Gesicht hinein.

„Mein Kopf und mein Gesicht sind (sehr/ganz) schwer". (3-6x)

„Ich fühle mich entspannt".

(„Ich bin ganz ruhig").

(„Ich bin ruhig/Ich bin gelöst/Ich bin entspannt").

Ich spüre meinen Körper bewusst.

„Mein ganzer Körper ist (sehr/ganz) schwer". (3-6x)

„Ich fühle mich entspannt".

(„Ich bin ganz ruhig").

(„Ich bin ruhig/Ich bin gelöst/Ich bin entspannt").

Du siehst es gibt unzählig viele Möglichkeiten.

Tausche die Sätze so für Dich aus, dass sie für Dich stimmig sind.

Schwere-Übung oder doch Leichtigkeit?

Manche Menschen empfinden die angesagte Schwere als Leichtigkeit.

Ich möchte Dir gerne eine Variation als Leichtigkeit anbieten.

Ich spüre in meine Füße und in meine Beine hinein.

Sage Dir nun innerlich und in Gedanken folgenden Satz vor:

„Meine Füße und meine Beine sind (sehr/ganz) leicht“. (3-6x)

„Ich fühle mich (feder)leicht“.

(„Ich fühle mich sehr leicht“)

Ich spüre in meine Hände und in meine Arme hinein.

„Meine Hände und meine Arme sind (sehr/ganz) leicht“. (3-6x)

„Ich fühle mich (feder)leicht“.

(„Ich fühle mich sehr leicht“)

Ich spüre in meine Schultern und in meinen Nacken hinein.

„Meine Schultern und mein Nacken sind (sehr/ganz) leicht“. (3-6x)

„Ich fühle mich (feder)leicht“.

(„Ich fühle mich sehr leicht“)

Ich spüre in mein Gesäß und in meinen Rücken hinein.

„Mein Gesäß und mein Rücken sind (sehr/ganz) leicht“. (3-6x)

„Ich fühle mich (feder)leicht“.

(„Ich fühle mich sehr leicht")

Ich spüre bewusst in meinen Bauch und in meine Organe hinein.

„Mein Bauch und meine Organe sind (sehr/ganz) leicht". (3-6x)

„Ich fühle mich (feder)leicht".

(„Ich fühle mich sehr leicht")

Ich spüre bewusst in meinen Kopf und in mein Gesicht hinein.

„Mein Kopf und mein Gesicht sind (sehr/ganz) leicht". (3-6x)

„Ich fühle mich (feder)leicht".

(„Ich fühle mich sehr leicht")

Ich spüre meinen Körper bewusst.

„Mein ganzer Körper ist (sehr/ganz) leicht". (3-6x)

„Ich fühle mich (feder)leicht".

Ich bin ganz ruhig, gelöst und entspannt.

(Ich bin ruhig/Ich bin gelöst/Ich bin entspannt).

Wärme-Übung – Vorschlag 1

Stelle Dir nun vor, die Sonne scheint auf Deinen Körper.

Du spürst die Wärme der Sonne auf Deiner Haut.

„Mein rechter Fuß ist ganz warm". (3 -6x)

„Mein linker Fuß ist ganz warm". (3-6x)

„Mein rechtes Bein ist ganz warm". (3-6x)

„Mein linkes Bein ist ganz warm". (3-6x)

„Meine rechte Hand ist ganz warm". (3-6x)

„Meine linke Hand ist ganz warm". (3-6x)

„Mein rechter Arm ist ganz warm". (3-6x)

„Mein linker Arm ist ganz warm". (3-6x)

„Meine Schultern sind ganz warm". (3-6x)

„Mein Nacken ist ganz warm". (3-6x)

„Mein Gesäß ist ganz warm". (3-6x)

„Mein Bauch ist ganz warm". (3-6x)

„Mein Rücken ist ganz warm", (3-6x)

„Mein ganzer Körper ist warm". (3-6x)

„Ich bin ganz ruhig". (3-6x)

(„Ich bin ganz gelöst/ Ich bin ganz entspannt/ Ich bin ganz ruhig, gelöst und entspannt")

Wärme-Übung – Vorschlag 2

Stelle Dir nun vor, die Sonne scheint und berührt sanft Deine Haut und Deinen Körper.

„Mein rechter Fuß ist strömend warm“. (3-6x)

„Mein linker Fuß ist strömend warm“. (3-6x)

„Mein rechtes Bein ist strömend warm“. (3-6x)

„Mein linkes Bein ist strömend warm“. (3-6x)

„Meine rechte Hand ist strömend warm“. (3-6x)

„Meine linke Hand ist strömend warm“. (3-6x)

„Mein rechter Arm ist strömend warm“. (3-6x)

„Mein linker Arm ist strömend warm“. (3-6x)

„Meine Schultern sind strömend warm“. (3-6x)

„Mein Nacken ist strömend warm“. (3-6x)

„Mein Gesäß ist strömend warm“. (3-6x)

„Mein Bauch ist strömend warm“. (3-6x)

„Mein Rücken ist strömend warm“, (3-6x)

„Mein Gesicht ist strömend warm“. (3-6x)

„Mein Kopf und meine Kopfhaut sind strömend warm“. (3-6x)

„Mein ganzer Körper ist strömend warm“. (3-6x)

„Mir ist (sehr/angenehm/strömend) warm“. (3-6x)

Wärme-Übung – Vorschlag 3

In Deiner Vorstellung scheint die Sonne und wärmt Deinen Körper.

„Mein rechter Fuß ist sehr warm“. (3-6x)

„Mein linker Fuß ist sehr warm“. (3-6x)

„Mein rechtes Bein ist sehr warm“. (3-6x)

„Mein linkes Bein ist sehr warm“. (3-6x)

„Meine rechte Hand ist sehr warm“. (3-6x)

„Meine linke Hand ist sehr warm“. (3-6x)

„Mein rechter Arm ist sehr warm“. (3-6x)

„Mein linker Arm ist sehr warm“. (3-6x)

„Meine Schultern sind sehr warm“. (3-6x)

„Mein Nacken ist sehr warm“. (3-6x)

„Mein Gesäß ist sehr warm“. (3-6x)

„Mein Bauch ist sehr warm“. (3-6x)

„Mein Rücken ist sehr warm“, (3-6x)

„Mein Gesicht ist sehr warm“. (3-6x)

„Mein Kopf ist sehr warm“. (3-6x)

„Mein ganzer Körper ist sehr warm“. (3-6x)

„Ich bin ganz entspannt und (sehr/strömend) warm“. (3-6x)

Wärme-Übung – Vorschlag 4

Nimm das Gefühl von Wärme wahr.

Stelle Dir vor, Du liegst in einer warmen Badewanne oder stehst unter einer warmen Dusche.

„Mein rechter Fuß ist warm“. (3-6x)

„Mein linker Fuß ist warm“. (3-6x)

„Mein rechtes Bein ist warm“. (3-6x)

„Mein linkes Bein ist warm“. (3-6x)

„Meine rechte Hand ist warm“. (3-6x)

„Meine linke Hand ist warm“. (3-6x)

„Mein rechter Arm ist warm“. (3-6x)

„Mein linker Arm ist warm“. (3-6x)

„Meine Schultern sind warm“. (3-6)

„Mein Nacken ist warm“. (3-6x)

„Mein Gesäß ist warm“. (3-6x)

„Mein Bauch ist warm“. (3-6x)

„Mein Rücken ist warm“, (3-6x)

„Mein Gesicht ist warm“. (3-6x)

„Mein Kopf und meine Kopfhaut sind warm“. (3-6x)

„Mein ganzer Körper ist (sehr/ganz/strömend) warm“. (3-6x)

„Ich fühle mich wohl“. (3-6x)

Wärme-Übung – Vorschlag 5

Stelle Dir nun vor, die Sonne scheint auf Deinen Körper.

Du spürst die Wärme der Sonne auf Deiner Haut.

„Mein rechter und mein linker Fuß sind (sehr/ganz/strömend) warm“. (3 -6x)

„Es wärmt mich“.

„Mein rechtes und mein linkes Bein sind (sehr/ganz/strömend) warm“. (3-7x)

„Es wärmt mich“.

„Meine rechte und meine linke Hand sind (sehr/ganz/strömend) warm“. (3-6x)

„Es wärmt mich“.

„Mein rechter und mein linker Arm sind (sehr/ganz/strömend) warm“. (3-6x)

„Es wärmt mich“.

„Meine Schultern und mein Nacken sind (sehr/ganz/strömend) warm“. (3-6x)

„Es wärmt mich“.

„Mein Gesäß und mein Rücken sind (sehr/ganz/strömend) warm“. (3-6x)

„Es wärmt mich“.

„Mein Bauch ist (sehr/ganz/strömend) warm. (3-6x)

„Es wärmt mich“.

„Mein ganzer Körper ist (sehr/ganz/strömend) warm“. (3-6x)

„Es wärmt mich“.

„Ich bin ganz ruhig, gelöst und entspannt“.

(„Ich bin ganz ruhig/Ich bin ganz gelöst/ Ich bin ganz entspannt“)

Wärme-Übung – Vorschlag 6

In Deiner Vorstellung wird es Dir ganz warm.

„Meine Füße und meine Beine sind (sehr/ganz/strömend) warm“. (3 -6x)

„Meine Füße und meine Beine sind warm“.

„Meine Hände und meine Arme sind (sehr/ ganz/strömend) warm“. (3-6x)

„Meine Hände und meine Arme sind warm“.

„Meine Schultern und mein Nacken sind (sehr/ganz/strömend) warm“. (3-6x)

„Meine Schultern und mein Nacken sind warm“.

„Mein Gesäß und mein Bauch sind (sehr/ganz/strömend) warm“. (3-6x)

„Mein Gesäß und mein Bauch sind warm“.

„Mein Rücken, mein Kopf, meine Kopfhaut und mein Gesicht sind (sehr/ganz/strömend) warm“, (3-6x)

„Mein Rücken, mein Kopf, meine Kopfhaut und mein Gesicht sind warm.

„Mein ganzer Körper ist (sehr/ganz/strömend) warm“. (3-6x)

„Mein ganzer Körper ist (angenehm/strömend) warm“.

Atem-Übung – Vorschlag 1

Lasse Deinen Atem geschehen.

Der Atem gleicht einer Welle, die beim Einatmen nach oben schwingt und beim Ausatmen nach unten schwingt.

Der Atem gleicht dem Hin- und Herschwingen von Baumwipfeln.

„Mein Atem geht ruhig und gleichmäßig“. (3-6x)

Es atmet mich.

Oder:

„Mein Atem geht ruhig“. (3-6x)

„Mein Atem geht gleichmäßig“. (3-6x)

Atem-Übung – Vorschlag 2

Lasse Deinen Atem geschehen.

Der Atem gleicht einer Welle, die beim Einatmen nach oben schwingt und beim Ausatmen nach unten schwingt.

Der Atem gleicht dem Hin- und Herschwingen von Baumwipfeln.

„Mein Atem fließt ruhig und gleichmäßig“. (3-6x)

Es atmet mich.

Oder:

„Mein Atem fließt ruhig“. (3-6x)

„Mein Atem fließt gleichmäßig“. (3-6x)

Atem-Übung – Vorschlag 3

Lasse Deinen Atem geschehen.

Der Anker Deines Lebens fließt eigenständig und ohne Dein Zutun.

Mit der Einatmung wölbt sich Deine Bauchdecke nach außen und mit der Ausatmung flacht Deine Bauchdecke wieder ab.

Stelle Dir dabei einen Luftballon vor.

Wenn Du den Luftballon aufbläst, wird er groß und umgekehrt wird er wieder klein.

„Mein Anker des Lebens fließt ruhig und gleichmäßig“. (3-6x)

Der Anker meines Lebens begleitet mich bis zu meinem Lebensende.

Atem-Übung – Vorschlag 4

„Der Atem geht (ganz) ruhig und (ganz) gleichmäßig“. (3-6x)

„Ich vertraue dem Anker meines Lebens“.

Atem-Übung – Vorschlag 5

„Es atmet mich“. (3-6x)

„Mein Atem gleicht einer Wellenbewegung“.

Herz-Übung – Vorschlag 1

Spüre nun in Dein Herz hinein.

Du spürst Deinen linken Arm (sehr/ganz/strömend) warm.

Die Wärme hält Einzug in Deinem Herzen.

Ein sanfter, warmer Hauch weht über Dein Herz.

„Mein Herz schlägt (ganz) ruhig und (ganz/sehr) gleichmäßig". (3-6x)

Oder:

„Mein Herz schlägt (ganz/sehr) ruhig". (3-6x)

„Mein Herz schlägt (ganz/sehr) gleichmäßig". (3-6x)

Herz-Übung – Vorschlag 2

Spüre nun in Dein Herz hinein.

Du spürst Deinen linken Arm strömend warm.

Die Wärme breitet sich in Deinem Herzen aus.

Der Panzer um Dein Herz herum beginnt sich zu lösen.

„Mein Herz schlägt ruhig, kräftig und gleichmäßig". (3-6x)

Oder:

„Mein Herz schlägt ruhig". (3-6x)

„Mein Herz schlägt kräftig". (3-6x)

„Mein Herz schlägt gleichmäßig". (3-6x)

Herz-Übung – Vorschlag 3

Wende Dich nun Deinem Herzen zu.

Spüre in Deinen linken Arm hinein.

Nimm die Wärme in Deinem linken Arm wahr.

Lasse diese Wärme in Dein Herz strömen.

„Mein Herz schlägt (sehr/ganz) gleichmäßig“. (3-6x)

„Mein Herz schlägt (sehr/ganz) regelmäßig“. (3-6x)

„Ich öffne mein Herz für die Liebe zu mir selbst, zu anderen und zu anderem“.

Herz-Übung – Vorschlag 4

Lege nun eine Hand auf Dein Herz.

Nimm Kontakt zu Deinem Herzen auf.

Sei dankbar für dieses Wunderwerk.

Lerne, auf Dein Herz zu hören.

„Ich öffne mein Herz für die Liebe“. (3-6x)

„Mein Herzschlag ist (sehr/ganz) kräftig“. (3-6x)

„Mein Herz ist stark“.

Sonnengeflecht- Übung – Vorschlag 1

Stelle Dir nun vor, dass sich auf Deinem Bauch eine Wärmflasche befindet.

„Mein Sonnengeflecht ist strömend warm". (3-6x)

Es wärmt mich.

Sonnengeflecht- Übung – Vorschlag 2

Lege gerne beide Hände auf Deinen Bauch und nimm Deine eigene Körperwärme wahr und in Dich auf.

„Mein Sonnengeflecht ist (sehr/ganz) warm". (3-6x)

Die Wärme verteilt sich vom Bauchnabel aus in alle Richtungen.

Stelle Dir dabei das Bild einer Sonne vor.

Um Deinen Bauchnabel herum ist der Planet Sonne.

Von dort aus werden wärmende und energiebringende Strahlen ausgesendet.

Ein Wohlfühlgefühl stellt sich bei Dir ein.

Sonnengeflecht – Übung – Vorschlag 3

„Mein Solarplexus ist aktiv". (3-6x)

„Mein Sonnengeflecht ist kräftig und strömend warm". (3-6x)

Sonnengeflecht – Übung – Vorschlag 4

„Mein Sonnengeflecht verteilt die Energie und Wärme in meinem ganzen Körper“. (3-6x)

Kopf-Übung – Vorschlag 1

Wende Dich nun Deiner Stirn zu.

Stelle Dir vor eine sanfte Brise weht über Deine Stirn.

„Meine Stirn ist angenehm kühl“. (3-6x)

Ich bin ruhig, gelöst und entspannt.

Die Ruhe strömt durch meinen Körper, meinen Geist und meine Seele.

Kopf- Übung – Vorschlag 2

Lenke Deine Aufmerksamkeit auf Deine Stirn.

Stelle Dir vor, ein kühlendes Tuch liegt auf Deiner Stirn.

„Meine Stirn ist (sehr/ganz) kühl“. (3-6x)

Ich bin ruhig, gelöst und entspannt.

Die Ruhe strömt durch meinen Körper, meinen Geist und meine Seele.

Kopf-Übung – Vorschlag 3

Du fühlst einen leicht kühlenden Windhauch an Deiner Stirn.

„Meine Stirn fühlt sich angenehm kühl und entspannt an". (3-6x)

„Diese angenehme Kühle überträgt sich auch auf meine Kopfhaut".

„Mein Gesicht fühlt sich angenehm entspannt an".

Rücknahme für „Autogenes Training"

- Spüre noch einmal in Deinen Körper hinein.

Bringe nun eine wohltuende Bewegung in Deinen Körper.

Räkle oder strecke Dich und fühle Dich wie neugeboren.

Erholt, wie nach einem guten Schlaf.

- Nimm Deinen Körper bewusst wahr.

Wie fühlst Du Dich im Vergleich zu Beginn der/dieser Stunde?

Ich hoffe gut.

Öffne langsam Deine Augen und nimm den Raum um Dich herum wieder wahr.

Beginne Dich wieder langsam zu bewegen und finde so wieder zum Sitzen zurück.

Autogenes Training – Gesicht und Affirmation

Wenn Du möchtest, kannst Du diesen Teil gerne ergänzen und in Deine Autosuggestion mit einbauen.

Du könntest dies an Teil 1 „Schwere-Übung" dranhängen.

Spüre nun in Dein Gesicht hinein.

„Mein Gesicht ist (ganz) gelöst und (ganz) entspannt". (3-6x)

„Ich lasse alle Anspannung in meinem Gesicht los". (3-6x)

„Ich gebe alle Anspannungen ab und schiebe sie weit weg von mir". (3-6x)

„Meine Augenlider ruhen (ganz/sehr) schwer auf meinen Augen". (3-6x)

„Mein drittes Auge ist (ganz/sehr) entspannt und schwer". (3-6x)

„Meine Augenbrauen sind (ganz/sehr) entspannt und schwer". (3-6x)

„Meine Wangen sind (ganz/sehr) entspannt und schwer". (3-6x)

„Mein Kinn ist (ganz/sehr) gelöst und schwer". (3-6x)

„Mein Mund ist (ganz/sehr) entspannt und locker". (3-6x)

„Mein Kiefer ist (ganz/sehr) entspannt und locker". (3-6x)

„Meine Zunge liegt gelöst und schwer im Mund". (3-6x)

„Meine Nase ist (ganz/sehr) entspannt und schwer". (3-6x)

„Meine Ohren sind (ganz/sehr) entspannt und schwer". (3-6x)

„Meine Stirn ist (ganz/sehr) entspannt und glatt“. (3-6x)

„Meine Kopfhaut ist(ganz/sehr) entspannt und schwer“. (3-6x)

„Meine Kopfkrone ist (ganz/sehr) entspannt und schwer“. (3-6x)

„Mein Gesicht und mein Kopf sind (ganz/sehr) entspannt und schwer“. (3-6x)

Affirmationen für Fortgeschrittene (Beispiele)

- *Sätze für Charakterbildung und Selbsterkenntnis*:

  - Ich bin zuversichtlich. (3-6x)
  - Ich nehme mich an, so wie ich bin. (3-6x)
  - Ich bin hilfsbereit. (3-6x)
  - Ich akzeptiere mich so, wie ich bin. (3-6x)
  - Ich öffne mein Herz und lasse die Liebe fließen. (3-6x)

- *Eigene Bilder und Zielsetzungen:*

  - Ich schaffe mein Projekt. (3-6x)
  - Ich schaffe mir ein schönes Zuhause. (3-6x)
  - Ich gehe achtsamer mit mir und anderen um. (3-6x)
  - Ich plane mir einmal in der Woche Zeit für Meditation ein. (3-6x)

- *Werte:*
    - Ich bin ehrlich. (3-6x)
    - Ich bin hilfsbereit. (3-6x)
    - Ich bin freundlich. (3-6x)
    - Ich bin aufmerksam. (3-6x)
- *Wahrnehmen von Gegenständen oder Farben:*
    - Ich nehme meine Unterlage wahr. (3-6x)
    - Ich nehme die Farben der Natur wahr. (3-6x)
    - Ich nehme mich wahr. (3-6x)
    - Ich nehme mein Zuhause wahr. (3-6x)
- *Reisen:*
    - Ich stehe auf dem Gipfel eines Berges. (3-6x)
    - Ich spaziere am Strand entlang und nehme meine Umgebung wahr. (3-6x)
    - Ich nehme die Natur bei meiner Radtour wahr. (3-6x)
    - Ich nehme meine Seereise bewusst wahr. (3-6x)

Autogenes Training „Intensiv und bewusst“

Ich lade Dich ein, in Gedanken durch Deinen Körper zu reisen.

Spüre in die Entspannungstechnik „Autogenes Training“ hinein.

Nimm dabei das Gefühl von Entspannung, Schwere, Leichtigkeit oder Wärme wahr.

Bleibe dabei wertfrei.

Finde eine angenehme und entspannte Position für Dich.

Nichts sollte Dich einengen oder gar stören können.

Dafür kannst Du selbst sorgen.

Schalte störende Geräusche aus oder hänge ein „Nicht-Stören-Schild“ an Deine Tür.

Konzentriere Dich nun auf Dich selbst und auf Deinen Körper.

Spüre den Anker Deines Lebens – Deinen Atem.

Er ist immer an Deiner Seite.

Wenn Du bereit bist, schließe mit Deiner nächsten oder übernächsten Ausatmung Deine Augen.

Visuelle Ablenkungen können so vermieden werden.

Nimm die Kontaktpunkte Deines Körpers auf der Unterlage wahr.

Erlaube Deinem Körper und Deinem Geist zur Ruhe zu kommen.

Es ist kein Nichtstun, sondern ein achtsamer Umgang mit Deinem Körper.

In gewisser Weise eine Regeneration.

Du fühlst Dich immer wohler und entspannter.

Wenn Du möchtest, folge nun meinen Worten.

Sage Dir nun wortlos und im Stillen folgende Sätze vor:

„Ich spüre meine Arme, meine Hände und meine Finger“.

„Ich nehme sie bewusst wahr“.

„Meine Arme, meine Hände und meine Finger fühlen sich (sehr/ganz) schwer an“. (3-6x)

„Ich bin ganz ruhig“.

„Ich spüre meine Füße, meine Beine und meine Zehen“.

„Ich nehme sie bewusst wahr“.

„Meine Füße, meine Beine und meine Zehen fühlen sich (sehr/ganz) schwer an“. (3-6x)

„Ich bin ganz ruhig“.

„Ich spüre meinen Bauch“.

„Ich nehme ihn bewusst wahr“.

„Mein Bauch fühlt sich (sehr/ganz) schwer an“. (3-6x)

„Ich bin ganz ruhig“.

„Ich spüre meinen Rücken“.

„Ich fühle meinen unteren, meinen mittleren und meinen oberen Rücken“.

„Ich nehme ihn bewusst wahr“.

„Mein Rücken fühlt sich (sehr/ganz) schwer an". (3-6x)

„Ich bin ganz ruhig".

„Ich spüre meinen Schultergürtel".

„Ich nehme ihn bewusst wahr".

„Mein Schultergürtel fühlt sich (sehr/ganz) schwer an". (3-6x)

„Ich bin ganz ruhig".

„Ich spüre meinen Nacken".

„Ich nehme ihn bewusst wahr".

„Mein Nacken fühlt sich(sehr/ganz) schwer an". (3-6x)

„Ich bin ganz ruhig".

„Ich spüre meinen Brustkorb".

„Ich nehme ihn bewusst wahr". (3-6x)

„Mein Brustkorb fühlt sich(sehr/ganz) schwer an".

„Ich bin ganz ruhig".

„Ich spüre meinen Kopf und meine Kopfhaut".

„Ich nehme beides bewusst wahr".

„Mein Kopf und meine Kopfhaut fühlen sich (sehr/ganz) schwer an". (3-6x)

„Ich bin ganz ruhig".

„Ich spüre mein Gesicht".

„Ich nehme es bewusst wahr".

„Mein Gesicht fühlt sich (sehr/ganz) schwer an". (3-6x)

„Ich bin ganz ruhig".

„Ich spüre meinen ganzen Körper".

„Ich spüre meinen ganzen Körper bewusst".

„Mein ganzer Körper fühlt sich (sehr/ganz) schwer an". (3-6x)

„Ich bin ganz ruhig".

(„Ich bin ganz entspannt"/ „Ich bin ganz ruhig und entspannt".)

PAUSE

Die Sonne scheint auf meine Finger, auf meine Hände und auf meine Arme.

„Meine Finger, meine Hände und meine Arme werden von der Sonne gewärmt.". (3-6x)

„Es wärmt mich".

Die Sonne scheint auf meine Zehen, meine Füße und auf meine Beine.

„Meine Zehen, meine Füße und meine Beine werden von der Sonne gewärmt". (3x)

„Es wärmt mich".

Die Sonne scheint auf meinen Bauch.

„Mein Bauch wird von der Sonne gewärmt". (3-6x)

„Es wärmt mich".

Die Sonne scheint auf meinen Rücken.

„Mein Rücken wird von der Sonne gewärmt“. (3-6x)

„Es wärmt mich“.

Die Sonne scheint auf meine Schultern.

„Mein Schultern werden von der Sonne gewärmt“. (3-6x)

„Es wärmt mich“.

Die Sonne scheint auf meinen Nacken.

„Mein Nacken wird von der Sonne gewärmt“. (3-6x)

„Es wärmt mich“.

Die Sonne scheint auf meinen Brustkorb.

„Mein Brustkorb wird von der Sonne gewärmt“. (3-6x)

„Es wärmt mich“.

Die Sonne scheint auf meinen Kopf und auf meine Kopfhaut.

„Mein Kopf und meine Kopfhaut werden von der Sonne gewärmt“. (3-6x)

„Es wärmt mich“-

Die Sonne scheint in mein Gesicht.

„Mein Gesicht wird von der Sonne gewärmt“. (3-6x)

„Es wärmt mich“.

Die Sonne scheint auf meinen ganzen Körper.

„Mein ganzer Körper wird von der Sonne gewärmt“. (3-6x)

„Es wärmt mich“.

(Du kannst hier abbrechen, einsteigen oder weitermachen)

Der Atem gleicht einer Wellenbewegung des Meeres.

Einmal sanft und anderes Mal stark.

„Es atmet mich". (3-6x)

„Mein Atem geht ruhig und gleichmäßig".

Ein sanfter Hauch weht über mein Herz.

Die Wärme öffnet mein Herz.

„Mein Herz schlägt kräftig und gleichmäßig". (3-6x)

„Mein Herz ist ruhig".

Eine Tasse Tee oder eine Tasse Kaffee wärmt meinen Bauch.

„Mein Sonnengeflecht ist stark". (3-6x)

„Mein Sonnengeflecht ist strömend warm". (3-6x)

Ein leichter Windhauch weht angenehm über meine Stirn.

„Meine Stirn ist ein wenig kühl". (3-6x)

„Meine Stirn ist angenehm kühl".

(Du kannst hier abbrechen, einsteigen oder weitermachen)

Ich bin zuversichtlich.

„Ich nehme mich an, so wie ich bin". (3-6x)

„Ich bin einzigartig".

„Ich gehe achtsam mit mir um".

„Ich höre auf mein Bauchgefühl und meine Intuition“.

Ich werfe einen Blick in die Zukunft.

„Ich blicke positiv nach vorne“. (3-6x)

„Ich nehme das Leben an, so wie es ist“. (3-6x)

Ich erfreue mich an den Farben des Lebens.

„Ich stelle mir die Farbe Blau (oder eine andere Farbe) vor“. (3-6x)

„Ich erfreue mich an der Farbpalette des Lebens“.

Ich liebe den Urlaub in den Bergen.

„Ich versetze mich an den Ort meiner Urlaubserinnerung“. (3-6x)

„Ich sehe meinen Urlaubsort vor mir“.

Ich erfreue mich an der Liebe.

„Ich bin dankbar für die Liebe, die mir entgegengebracht wird“. (3-6x)

„Ich öffne mein Herz und lasse die Liebe zu mir selbst und zu anderen fließen“. (3-6x)

Verweile hier noch für einen Moment und spüre dem nach.

Lenke Deine Aufmerksamkeit in Deinen Atem zurück.

Intensiviere Deinen Atem und bringe wieder eine sanfte Bewegung in Deinen Körper.

Fühle Dich erfrischt, wie nach einem erholsamen Schlaf.

Yoga Nidra

Erklärung: Yoga Nidra wird auch gerne
„Der Schlaf des Yogi“ genannt.
Es ist eine Technik, bei der eine tiefe
Bewusstseinsebene erreicht werden soll.
Dabei bleibt man wach und findet in eine
tiefe Entspannung hinein.
So soll eine Art physischer Schlaf erreicht werden.
Hierzu gibt es verschiedene Längen.

Mache es Dir in der Rückenlage bequem.

Lege Dich so hin, dass es Dir gut und immer besser geht.

Lasse Deine Beine locker auseinanderfallen oder, wenn sie aufgestellt sind, locker zueinander fallen.

Nimm eine Position ein, in der Du gut verweilen kannst.

Die Yoga Nidra Entspannung ist eine längere Körperreise.

Bei Bedarf kuschle Dich in eine Decke hinein.

Schließe Deine Augen, wenn es nicht schon längst geschehen ist.

Bleibe bewusst bei meinen Anweisungen und schlafe dabei nicht
ein.

Sei entspannt, wach und klar.

Lasse Deinen Atem geschehen.

Der Anker des Lebens geschieht von allein.

Er begleitet Dich tagein und tagaus.

Gedanken und Geräusche mögen kommen und gehen.

Sie ziehen vorbei, wie die Wolken am Himmel.
Bleibe ein stiller Beobachter.

Gib den Gedanken einen Raum und lasse sie wieder gehen.

Mit jeder Ausatmung sinkst Du tiefer in Deine Unterlage.

Du lässt immer mehr los.

Ruhe und Stille kehren in Deinen Körper ein.

Ich zähle nun langsam von 10 bis 1.

Dabei entspannst Du Dich immer mehr.

Zähle mit mir im Stillen mit.

Lasse uns beginnen:

10 ……9……*runterzählen bis 1.*

Du bist nun in einer tieferen, entspannteren Bewusstseinsebene angelangt.

PAUSE.

Lasse uns mit der Reise durch Deinen Körper beginnen.

Ich nenne Dir nun einzeln und hintereinander Körperteile.

Schenke ihnen Deine Aufmerksamkeit und mache Dich mit mir auf eine Reise durch Deinen Körper.

Lenke Deine Aufmerksamkeit in Deinen rechten Daumen.

Wandere weiter zum Zeigefinger – zum Mittelfinger – zum Ringfinger – zum kleinen Finger – zur Handfläche – zum Handrücken – zum Handgelenk – zur ganzen rechten Hand.

Zur ganzen rechten Hand.

Zur ganzen rechten Hand.

Lenke Dein Bewusstsein weiter.

In den rechten Unterarm – den Ellbogen – den Oberarm – das Schultergelenk – die Schulter – die Achselhöhle – in den ganzen rechten Arm.

Den ganzen rechten Arm.

Den ganzen rechten Arm.

Die ganze rechte Schulter.

Die ganze rechte Schulter.

Bleibe auf Deiner rechten Körperseite.

Lenke Deine Aufmerksamkeit auf die rechte Seite des Brustkorbes – die Rippen – die Taille – die Hüfte – zum Hüftgelenk – zum Becken.

Zum rechten Oberschenkel – dem Knie – dem Unterschenkel.

Dem ganzen rechten Bein.

Dem ganzen rechten Bein.

Lenke Dein Bewusstsein weiter auf Dein rechtes Fußgelenk – den Fußrücken – den großen Zeh – den zweiten Zeh – den dritten Zeh – den vierten Zeh – den kleinen Zeh.

Den ganzen rechten Fuß.

Den ganzen rechten Fuß.

Die ganze rechte Körperseite.

Die ganze rechte Körperseite.

PAUSE.

Lenke Deine Aufmerksamkeit in Deinen linken Daumen.

Wandere weiter zum Zeigefinger – zum Mittelfinger – zum Ringfinger – zum kleinen Finger – zur Handfläche – zum Handrücken – zum Handgelenk – zur ganzen linken Hand.

Zur ganzen linken Hand.

Zur ganzen linken Hand.

Lenke Dein Bewusstsein weiter.

Zum linken Unterarm – den Ellbogen – den Oberarm – dem Schultergelenk – zur Schulter – zur Achselhöhle – zum ganzen linken Arm.

Den ganzen linken Arm.

Den ganzen linken Arm.

Der ganzen linken Schulter.

Der ganzen linken Schulter.

Bleibe auf Deiner linken Körperseite.

Lenke Deine Aufmerksamkeit auf die linke Seite des Brustkorbes – die Rippen – die Taille – die Hüfte – zum Hüftgelenk – zum Becken.

Zum linken Oberschenkel –dem Knie – dem Unterschenkel – zum ganzen linken Bein.

Dem ganzen linken Bein.

Dem ganzen linken Bein.

Lenke Dein Bewusstsein weiter auf Dein linkes Fußgelenk – den Fußrücken – den großen Zeh – den zweiten Zeh – den dritten Zeh – den vierten Zeh – den kleinen Zeh – zum ganzen linken Fuß.

Den ganzen linken Fuß.

Den ganzen linken Fuß.

Die ganze linke Körperseite.

Die ganze linke Körperseite.

Richte nun Deine Aufmerksamkeit auf die Rückseite Deines Körpers.

Beginne bei Deinen Fersen – den Rückseiten der Unterschenkel – den Kniekehlen – den Oberschenkelrückseiten – dem Gesäß.

Dem unteren Rücken – dem mittleren Rücken – dem oberen Rücken – den Schulterblättern.

Die Oberarmrückseiten – den Ellbogen – die Unterarme – die Hände – die Finger – dem Nacken – dem Hinterkopf – dem Scheitel – der Kopfhaut.

Die ganze Körperrückseite.

Die ganze Körperrückseite.

Lenke Deine Aufmerksamkeit auf Deinen Kopf.

Die Stirn – die Augenbrauen – die Augen – die Augenlider – den Oberkiefer – den Unterkiefer – die Nase – die Oberlippe – die Unterlippe – den Raum zwischen den Lippen – das Kinn.

Den ganzen Kopf.

Den ganzen Kopf.

Das ganze Gesicht.
Das ganze Gesicht.

Konzentriere Dich nun auf Deine Körpervorderseite.

Den Hals – den Schulterbereich – die Oberarmvorderseiten – die Ellbogen – die Unterarme – die Hände – die Finger.

Die Vorderseite des Brustkorbes – den Oberbauch – den Nabel – den Unterbauch.

Die Oberschenkelvorderseiten – die Knie – die Schienbeine – die Füße.

Die ganze Körpervorderseite.

Die ganze Körpervorderseite.

Die ganze Körpervorderseite und die ganze Körperrückseite.

Die ganze Körpervorderseite und die ganze Körperrückseite.

Der ganze Körper.

Der ganze Körper.

Nimm nun wahr, wie Dein Körper auf der Unterlage aufliegt.

Die Fersen – die Fußgelenke.

Die Unterschenkel – die Oberschenkel – die Kniekehlen.

Das Gesäß – der untere Rücken – der mittlere Rücken – der obere Rücken – die Schulterblätter.

Die Schultern – die Oberarme – die Ellbogen – die Unterarme – die Hände – die Handgelenke – die Finger.

Der Nacken – der Hinterkopf.

Fühle die Auflagepunkte Deines Körpers und lasse Dich weiter in Deine Unterlage sinken.

PAUSE.

Spüre Deinen Atem.

Beobachte Deinen Atem, wie er kommt und geht.

Lege nun Deine Hände auf Deinen Bauch.

Lenke Deine Aufmerksamkeit auf die Gegend um Deinen Bauchnabel herum.

Spüre das Heben und das Senken Deines Bauchnabels.

Schicke Deinen Atem nun bewusst in Deine Nase.

Nimm dort Dein Aus- und Einatmen wahr.

Spüre noch einmal in Deinen Körper hinein.

Du bist ruhig, gelöst und entspannt.

Du fühlst Dich ruhig, gelöst und entspannt.

Fasse nun einen positiven Entschluss für Dich.

Etwas, das tief aus Deinem Innersten kommt.

Kurz, knapp und positiv.

Es wird Sankalpa genannt.

Wiederhole diesen Satz dreimal im Geiste für Dich.

Zum Beispiel: „Ich möchte wieder schmerzfrei werden."

Oder: „Ich möchte akzeptiert werden".

Oder: „Ich möchte geliebt werden".
PAUSE

Visualisiere Dir nun angesagte Dinge.

Versuche Dir in Gedanken Bilder vorzustellen.

Nimm entstehende Gefühle an, ohne sie zu bewerten.

Nimm wahr, fühle und beobachte.

Wenn keine Bilder entstehen, ist es auch in Ordnung.

Eine blühende Sommerwiese.

Eine blühende Sommerwiese.

Eine blühende Sommerwiese.

Urlaub am Meer.

Urlaub am Meer.

Urlaub am Meer.

Hängematte.

Hängematte.

Hängematte.

Sonne.

Sonne.

Sonne.

Gesundheit.

Gesundheit.

Gesundheit.

Akzeptanz.

Akzeptanz.

Akzeptanz.

Geborgenheit.

Geborgenheit.

Geborgenheit.

Zärtlichkeit.

Zärtlichkeit.

Zärtlichkeit.

Liebe.

Liebe.

Liebe.

Spüre den Bildern nach.

Lenke Deine Aufmerksamkeit auf Deinen Atem.

Fühle die Bewegung Deiner Atmung.

Wo findet die Atmung statt?

Spüre sie bis in Deine Lungen hinein.

Nimm nur wahr.

Spüre, wie sich die Bauchdecke mit Deiner Einatmung hebt.

Spüre, wie sich die Bauchdecke mit Deiner Ausatmung senkt.

Sei Beobachter Deines Atems.

Beginne nun Deine Atmung zu zählen.

Beginne von 21 nach unten bis 1 zu zählen.

21 – Die Bauchdecke hebt sich.

21 – Die Bauchdecke senkt sich.

U.s.w.

Zähle Deine Atemzüge.

Solltest Du Dich verzählt haben, beginne wieder von vorne.

PAUSE

Löse das Zählen der Atmung auf.

Lenke die Aufmerksamkeit in Deinen Brustkorb.

Spüre, wie sich der Brustkorb mit der Einatmung hebt.

Spüre, wie sich der Brustkorb mit der Ausatmung senkt.

Beginne nun Deine Atmung zu zählen.

Von 21 bis 1.

21 – Der Brustkorb hebt sich.

21 - Der Brustkorb senkt sich.

U.s.w.

Zähle Deine Atemzüge.

Solltest Du Dich verzählt haben, beginne wieder von vorne.

PAUSE.

Löse das Zählen der Atmung auf.

Lenke Deine Aufmerksamkeit in Deinen Kehlkopf.

Spüre die Weite und die Enge in Deinem Kehlkopf.

Beginne nun Deine Atmung zu zählen.

Von 21 bis 1.

21 – Der Kehlkopf weitet sich.

21 - Der Kehlkopf verengt sich.

U.s.w.

Zähle Deine Atemzüge.

Solltest Du Dich verzählt haben, beginne wieder von vorne.

PAUSE

Sage Dir nun im Stillen noch einmal Dein Sankalpa vor.

Wiederhole im Geiste dreimal Deinen Wunsch.

Ich wünsche Dir, dass Dein Sankalpa in Erfüllung geht.

Bringe langsam wieder Bewegung in Deinen Körper.

Lasse Deinen Körper entscheiden, wie er jetzt gerne wieder aktiv werden möchte.

Öffne gerne wieder die Augen, um im Hier und Jetzt anzukommen.

Fühle Dich erfrischt und gestärkt.

Wenn Du so weit bist, komme über Deine rechte Seite wieder zum Sitzen zurück.

Ich hoffe, die Yoga Nidra Entspannung hat Dir gutgetan.

Chakren

Energiekugel und die Farben der Chakren

Suche Dir für Deine Meditation einen ungestörten Platz aus.

Mache es Dir dazu in der Rückenlage bequem.

Finde eine für Dich entspannte Armposition.

Lasse Deinen Körper entscheiden, ob er dabei die Handflächen nach oben oder nach unten zeigen lassen möchte.

Nach oben – Du bist bereit für Energieaufnahme.

Nach unten – Du bist bereit Ballast loszulassen.

Wenn Du so weit bist, schließe Deine Augen.

Innere Bilder können so leichter vor Deinem geistigen Auge entstehen und eine virtuelle Ablenkung wird dadurch schwieriger.

Lenke Deine Aufmerksamkeit in den Bereich über Deinen Kopf.

Stelle Dir eine goldene Kugel über Deinem Kopf vor.

Sie kreist sanft pulsierend über Deinem Kopf.

Sie schickt ein goldenes Licht herab und verteilt es von den Haarspitzen bis hinunter zu Deinen Zehenspitzen.

Sie schenkt Dir die Energie, die Du brauchst, um das Kronen Chakra wieder aufzufüllen.

Verweile hier für einen Moment und spüre nach.

Du fühlst Dich ruhig, gelöst und entspannt.

Lenke Deine Aufmerksamkeit in den Bereich um Deine Stirn.

Stelle Dir nun eine indigoblaue Kugel über Deiner Stirn vor.

Sie kreist sanft pulsierend über Deiner Stirn.

Sie schickt ein indigoblaues Licht herab und verteilt es von den Haarspitzen bis hinunter zu Deinen Zehenspitzen.

Sie schenkt Dir die Energie, die Du brauchst, um das Stirn Chakra wieder aufzufüllen.

Verweile hier für einen Moment und spüre nach.

Du fühlst Dich ruhig, gelöst und entspannt.

Lenke Deine Aufmerksamkeit in den Bereich über Deinen Hals.

Stelle Dir eine hellblaue Kugel über Deinem Hals vor.

Sie kreist sanft pulsierend über Deinem Hals.

Sie schickt ein hellblaues Licht herab und verteilt es von den Haarspitzen bis hinunter zu Deinen Zehenspitzen.

Sie schenkt Dir die Energie, die Du brauchst, um das Hals Chakra wieder aufzufüllen.

Verweile hier für einen Moment und spüre nach.

Lenke Deine Aufmerksamkeit in den Bereich über Deinem Herzen.

Stelle Dir eine grüne Kugel über Deinem Herzen vor.

Sie kreist sanft pulsierend über Deinem Herzen.

Sie schickt ein grünes Licht herab und verteilt es von den Haarspitzen bis hinunter zu Deinen Zehenspitzen.

Sie schenkt Dir die Energie, die Du brauchst, um das Herz Chakra wieder aufzufüllen.

Verweile hier für einen Moment und spüre nach.

Lenke Deine Aufmerksamkeit in den Bereich über Deinen Bauchnabel.

Stelle Dir eine gelbe Kugel über Deinem Bauch vor.

Sie kreist sanft pulsierend über Deinem Bauch.

Sie schickt ein gelbes Licht herab und verteilt es von den Haarspitzen bis hinunter zu Deinen Zehenspitzen.

Sie schenkt Dir die Energie, die Du brauchst, um das Nabel Chakra wieder aufzufüllen.

Verweile hier für einen Moment und spüre nach.

Du bist ruhig, gelöst und entspannt.

Lenke Deine Aufmerksamkeit in den Bereich über Deinem Beckenboden

Stelle Dir eine orange Kugel über Deinem Beckenboden vor.

Sie kreist sanft pulsierend über Deinem Beckenboden.

Sie schickt ein oranges Licht herab von Deinen Haarspitzen bis hinunter zu Deinen Zehenspitzen.

Sie schenkt Dir die Energie, die Du brauchst, um das Sakral Chakra wieder aufzufüllen.

Verweile hier für einen Moment und spüre nach.

Du bist ruhig, gelöst und entspannt.

Lenke Deine Aufmerksamkeit in den Bereich Deines Steißbeines.

Stelle Dir eine rote Kugel über Deinem Steißbein vor.

Sie kreist sanft pulsierend über Deinem Steißbein.

Sie schickt ein rotes Licht herab von den Haarspitzen bis hinunter zu Deinen Zehenspitzen.

Sie schenkt Dir die Energie, die Du brauchst, um das Wurzel Chakra wieder aufzufüllen.

Verweile hier für einen Moment und spüre nach.

Du bist ruhig gelöst und entspannt.

Lasse nun alle Kugeln pulsieren und spüre nach, wie die Energie auf Dich übergeht.

Verweile hier für einen Moment und spüre nach.

Du bist ruhig, gelöst und entspannt.

Verabschiede Dich von den Kugeln und lenke Deine Aufmerksamkeit auf Deine Atmung zurück.

Nimm das Heben und Senken Deines Brustkorbes wahr.

Nimm das Heben und Senken Deines Bauches wahr.

Finde Dich in Deinem Atemrhythmus wieder.

Bringe nun Bewegung in Deinen Körper.

Komme gestärkt aus der Meditation in die Realität zurück.

Namaste.

Chakren und die Energieschale

Vielleicht bist Du ein spiritueller Mensch oder machst gerne Yoga?

Dann wird Dir diese Meditation gefallen.

Suche Dir einen ungestörten Platz für Deine Meditation.

Mache es Dir sitzend am Boden bequem oder setze Dich auf einen Stuhl.

Fühlst Du Dich gerade im Sitzen nicht wohl, dann wähle eine andere Ausgangsposition.

Lege Deine Hände auf Deinen Knien ab.

Lasse dabei Deine Handinnenflächen nach unten zeigen.

Oder falte die Hände in Deinen Schoß.

Sitze aufrecht, dass die Energie gut fließen kann.

Falls Du liegen solltest, finde Länge von den Fußspitzen bis zum Scheitelpunkt Deines Kopfes.

Wenn Du so weit bist, schließe Deine Augen.

Lenke Deine Aufmerksamkeit über Deinen Kopf.

Atme in den Bereich über Deinem Kopf ein.

Atme aus und lasse los.

Stelle Dir vor, über Deinem Kopf schwebt eine Schale.

In dieser Schale befindet sich ein helles Licht.

Dieses Licht schenkt Dir neue Energie.

Gehe mit Deiner Aufmerksamkeit nun zu Deinem Scheitel Chakra.

Atme in das Scheitel Chakra hinein.

Stelle Dir vor, wie aus der Schale über Deinem Kopf ein helles, weißes Licht auf Dich herabfließt.

Es taucht Deinen Scheitelpunkt in ein helles weißes Licht.

Lasse diesem Licht Zeit, die Energie über Deiner Kopfkrone zu verteilen.

Mit jeder Ausatmung fühlst Du Dich entspannter.

Mit jeder Einatmung nimmst Du neue Energie auf.

Gehe mit Deiner Aufmerksamkeit zu der Schale über Deinem Kopf zurück und spüre nach.

Atme in den Bereich über Deinem Kopf ein.

Atme aus und lasse los.

Stelle Dir vor, über Deinem Kopf schwebt eine Schale.

In dieser Schale befindet sich ein helles Licht.

Dieses Licht schenkt Dir neue Energie.

Atme in das Stirn Chakra hinein.

Stelle Dir vor, wie aus der Schale über Deinem Kopf ein helles, indigoblaues Licht auf Dich herabfließt.

Es taucht Deine Stirn in ein helles, indigoblaues Licht.

Lasse diesem Licht Zeit, die Energie auf Deiner Stirn zu verteilen.

Mit jeder Ausatmung fühlst Du Dich entspannter.

Mit jeder Einatmung nimmst Du neue Energie auf.

Gehe mit Deiner Aufmerksamkeit zu der Schale über Deinem Kopf zurück und spüre nach.

Atme in den Bereich über Deinem Kopf ein.

Atme aus und lasse los.

Stelle Dir vor, über Deinem Kopf schwebt eine Schale.

In dieser Schale befindet sich ein helles Licht.

Dieses Licht schenkt Dir neue Energie.

Gehe mit Deiner Aufmerksamkeit nun zu Deinem Hals Chakra.

Atme in das Hals Chakra hinein.

Stelle Dir vor, wie aus der Schale über Deinem Kopf ein helles, blaues Licht auf Dich herabfließt.

Es taucht Deinen Kehlkopf und Deinen Hals in ein helles, blaues Licht.

Lasse diesem Licht Zeit, die Energie um Deinen Hals und Kehlkopf zu verteilen.

Mit jeder Ausatmung fühlst Du Dich entspannter.

Mit jeder Einatmung nimmst Du neue Energie auf.

Atme in den Bereich über Deinem Kopf ein.

Atme aus und lasse los.

Stelle Dir vor, über Deinem Kopf schwebt eine Schale.

In dieser Schale befindet sich ein helles Licht.

Dieses Licht schenkt Dir neue Energie.

Gehe mit Deiner Aufmerksamkeit nun zu Deinem Herz Chakra.

Atme in das Herz Chakra hinein.

Stelle Dir vor, wie aus der Schale über Deinem Kopf ein helles, grünes Licht auf Dich herabfließt.

Es taucht Dein Herz in ein helles, grünes Licht.

Lasse diesem Licht Zeit, die Energie um Dein Herz herum zu verteilen.

Mit jeder Ausatmung fühlst Du Dich entspannter.

Mit jeder Einatmung nimmst Du neue Energie auf.

Gehe mit Deiner Aufmerksamkeit zu der Schale über Deinem Kopf zurück und spüre nach.

Atme in den Bereich über Deinem Kopf ein.

Atme aus und lasse los.

Stelle Dir vor, über Deinem Kopf schwebt eine Schale.

In dieser Schale befindet sich ein helles Licht.

Dieses Licht schenkt Dir neue Energie.

Gehe mit Deiner Aufmerksamkeit nun zu Deinem Nabel Chakra.

Atme in das Nabel Chakra hinein.

Stelle Dir vor, wie aus der Schale über Deinem Kopf ein helles, gelbes Licht auf Dich herabfließt.

Es taucht Deinen Nabel und Deinen Bauchraum in ein helles, gelbes Licht.

Lasse diesem Licht Zeit, die Energie in Deinem Bauchraum zu verteilen.

Mit jeder Ausatmung fühlst Du Dich entspannter.

Mit jeder Einatmung nimmst Du neue Energie auf.

Gehe mit Deiner Aufmerksamkeit zu der Schale über Deinem Kopf zurück und spüre nach.

Atme in den Bereich über Deinem Kopf ein.

Atme aus und lasse los.

Stelle Dir vor, über Deinem Kopf schwebt eine Schale.

In dieser Schale befindet sich ein helles Licht.

Dieses Licht schenkt Dir neue Energie.

Gehe mit Deiner Aufmerksamkeit nun zu Deinem Sakral Chakra.

Atme in das Sakral Chakra hinein.

Stelle Dir vor, wie aus der Schale über Deinem Kopf ein helles, orangefarbenes Licht auf Dich herabfließt.

Es taucht Deinen Beckenboden und Dein Kreuzbein in ein helles, orangefarbenes Licht.

Lasse diesem Licht Zeit, die Energie, um Deinen Beckenboden und um Dein Kreuzbein zu verteilen.

Mit jeder Ausatmung fühlst Du Dich entspannter.

Mit jeder Einatmung nimmst Du neue Energie auf.

Gehe mit Deiner Aufmerksamkeit zu der Schale über Deinem Kopf zurück und spüre nach.

Atme in den Bereich über Deinem Kopf ein.

Atme aus und lasse los.

Stelle Dir vor, über Deinem Kopf schwebt eine Schale.

In dieser Schale befindet sich ein helles Licht.

Dieses Licht schenkt Dir neue Energie.

Gehe mit Deiner Aufmerksamkeit nun zu Deinem Wurzel Chakra.

Atme in das Wurzel Chakra hinein.

Stelle Dir vor, wie aus der Schale über Deinem Kopf ein helles, rotes Licht auf Dich herabfließt.

Es taucht Dein Steißbein in ein helles, rotes Licht.

Lasse diesem Licht Zeit, die Energie um das Steißbein herum zu verteilen.

Mit jeder Ausatmung fühlst Du Dich entspannter.

Mit jeder Einatmung nimmst Du neue Energie auf.

Gehe mit Deiner Aufmerksamkeit zu der Schale über Deinem Kopf zurück und spüre nach.

Stelle Dir nun vor, wie aus der Schale ein helles Licht auf Deinen Körper fließt.

Am Scheitelpunkt hat dieses Licht die Farbe Weiß.

Deine Stirn leuchtet in der Farbe Indigoblau.

Dein Hals leuchtet in der Farbe Blau.

Dein Herz leuchtet in der Farbe Grün.

Dein Nabel leuchtet in der Farbe Gelb.

Dein Kreuzbein leuchtet in der Farbe Orange.

Dein Steißbein leuchtet in der Farbe Rot.

Spüre in diese Farben hinein.

Lasse die Energie fließen und lasse alle Verspannungen los.

Du fühlst Dich ruhig, gelöst und entspannt.

Du bist ruhig, gelöst und entspannt.

Verweile hier noch für einen Moment.

Du fühlst Dich ruhig, gelöst und entspannt.

Du bist ruhig, gelöst und entspannt.

Verweile hier noch für einen Moment.

Ich hole Dich dann wieder zurück.

PAUSE.

Du kommst wieder an Deinem Platz an und öffnest langsam Deine Augen.

Verweile hier noch so lange wie Du möchtest, bis Du mit einer Aktivität startest.

Entspannungswelle

Finde Dich in einer entspannten Position ein.

Zeit für Dich und Zeit für Deinen Körper.

Sorge gut für Deinen Körper und gehe achtsam mit ihm um.

Beziehe in diese Achtsamkeit auch andere Menschen und Deine Umwelt mit ein.

Gerne darfst Du in diese Achtsamkeit auch Tiere miteinschließen.

Du hast nur diesen einen Körper und Du hast nur diese eine Welt, die Dir zur Verfügung gestellt wird.

Du musst mit den Ressourcen, die Dir geschenkt wurden, achtsam umgehen.

Ich lade Dich zu einer kleinen Entspannungsreise ein.

Stelle Dir einen Ort am Meer vor.

Das kann eine Urlaubserinnerung oder ein Ort Deiner Fantasie sein.

Du stehst am Strand und beobachtest die Wellenbewegungen des Wassers.

Nimm diese bewusst wahr.

Bezeichnen wir diese Wellenbewegung einmal als Welle der Entspannung.

Die Welle trägt alles fort, was Du nicht mehr brauchst.

Dies kann Kummer oder auch Sorgen sein.

Vielleicht auch Anspannung, Verspannung oder auch Schmerz.
Die Welle bringt Dir dafür eine angenehme Wärme und neue Energie mit.

Kannst Du es spüren?

Ich würde mich freuen, wenn Du Dich darauf einlassen könntest.

Stelle Dir nun vor, wie diese wohltuende Wellenbewegung in Deinem Körper entsteht und sich der Zustand von Entspannung breitmacht.

Dein Körper entspannt sich vom höchsten Punkt Deines Kopfes, dem Scheitelpunkt, bis hinunter zu jedem einzelnen Zeh.

Du beginnst am Scheitelpunkt Deines Kopfes.

Die Wellenbewegung umspült Deinen Kopf.

Sie streichelt sanft über Deine Stirn und wischt die Kummer- und Sorgenfalten einfach mit sich fort.

Vielleicht nimmst Du auch eine sanfte Brise an Deiner Stirn wahr?

Deine Augen liegen sanft hinter den Augenlidern und entspannen sich.

Tauche in die Unendlichkeit des Seins ein.

Deine Gesichtszüge beginnen sich zu entspannen.

Die Anspannung in Deinen Wangen und in Deinem Kiefer beginnt zu weichen.

Die Wellen lösen alle Spannungsgefühle auf.

Die Anspannung weicht und macht der Entspannung Platz.

Es ist, als ob die Sonne hinter den Wolken hervorkommt.

Deine Mundwinkel entspannen sich.

Deine Ohren bekommen eine kleine Verschnaufpause.

Durch die Stille wird Dein Hörsinn geschärft.

Vielleicht nimmst Du nun Geräusche wahr, die Du vorher nicht hören konntest.

Dein Nacken wird umschmeichelt und beginnt sich zu entspannen.

Es gleicht einer sanften Massage.

Die Welle der Entspannung findet seinen Weg über Deinen Schultergürtel hinab zu Deinen Armen und zu Deinen Händen.

Dabei werden auch alle Finger mit einbezogen.

Du spürst, wie der Ballast von Deinen Schultern abfällt.

Es fühlt sich an, als ob jemand seine schützenden Hände auf Deine Schultern auflegt.

Ein Gefühl von Geborgenheit stellt sich ein.

Deine Finger finden wieder ihre Länge.

Die gekrümmte Position weicht.

Es besteht kein Bedarf des Festhaltens.

Du spürst die Welle der Entspannung mit jedem Atemzug.

Sie verteilt sich um Deinen ganzen Rumpf.

Deine inneren Organe werden umspült und versorgt.

Diese Aufmerksamkeit tut ihnen gut.

Dein Bauch und auch Dein Rücken werden in diese Wellenbewegung mit einbezogen.

Es fühlt sich wie eine wärmende, heilende Massage an.

Der Ballast Deines Rückens beginnt zu bröckeln.

Dein Bauch darf loslassen und Dein Sonnengeflecht findet die Balance.

Du beginnst langsam in dieser Wellenbewegung zu treiben.

Du kannst Dir dieses Treiben auch bildlich vorstellen.

Vielleicht erscheint vor Deinem geistigen Auge das Bild, dass Du im „Toten Meer“ schwimmst.

Dies bedarf keiner Anstrengung.

Es fühlt sich gut an.

Die Bewegung geht weiter über Dein Gesäß, bis hinunter zu Deinen Zehen.

Die Wellenbewegung teilt sich danach in zwei Ströme auf.

Diese zwei Ströme sind Deine beiden Oberschenkel.

Deine Beine fühlen sich warm und entspannt an.

Stelle Dir dazu gerne die Wurzeln eines Baumes vor.

Sie suchen sich einen Weg in die Erde, um den Baum zu versorgen.

Auch Du wirst von der Mutter Erde getragen.

Auch Du wirst von der Mutter Erde reich beschenkt.

Manchmal vergessen wir es.

Lass in die Erde alles abfließen, was Du nicht brauchst, und hole Dir aus der Erde die Energie, die Du brauchst.

Schließlich umschmeichelt die Wellenbewegung auch Deine Fußgelenke und jeden einzelnen Zeh.

Schließe dabei auch Deine Fußsohlen mit ein.

Bedanke Dich bei ihnen.

Du stehst tagtäglich auf ihnen.

Du fühlst Dich ruhig, gelöst und entspannt.

Du fühlst Dich aufgewärmt.

Du fühlst Dich wohl.

Ein Gefühl, wie nach einer sanften Massage, beginnt sich einzustellen und in Deinem Körper auszubreiten.

Die Welle der Entspannung hat Deinen Akku wieder mit Energie aufgeladen.

Kannst Du es spüren?

Bringe wieder eine wohltuende Bewegung in Deinen Körper und öffne Deine Augen, wenn es nicht schon längst geschehen ist.

Bedanke Dich beim Universum, dass es Dir diese Welle der Entspannung vorbeigeschickt hat.

Danksagung

Ich möchte mich gerne bei meinem Verlag für die Unterstützung und Hilfe bedanken. Der Verlag steht mir immer hilfreich zur Seite. Danke liebe Angelina.

Auch ein herzliches Dankeschön an meine Korrekturleserin Sonja Esser.

Kontakt zur Autorin:

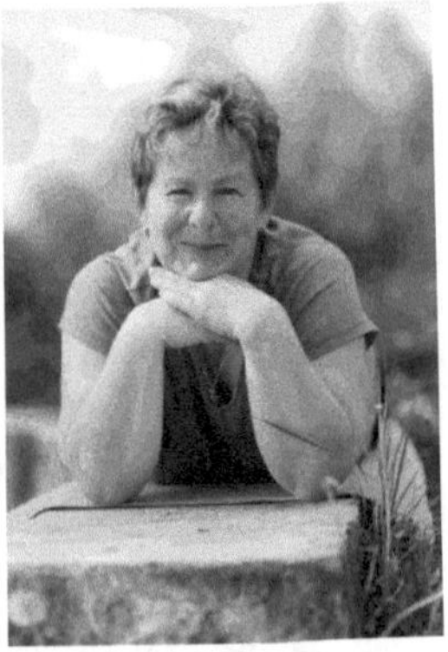

Petra Silberbauer

ps.in.balance@web.de

YouTube Kanal: Petra Balance

Homepage: www.petrasilberbauer.de

Mein Name ist Petra Silberbauer. Ich bin seit über 20 Jahren Trainerin in Sportvereinen und im Fitnessstudio. Nebenbei bin ich Ausbilderin und Referentin für den BTV, BLSV und BVS in München. Das Thema Entspannung liegt mir sehr am Herzen.

Entdecke entspannend das Wunderwerk Deines Körpers.

Tauche in verschiedene Körperreisen ein. Lerne das „Autogene Training“ und die „Progressive Muskelentspannung“ kennen.

Ich gebe Dir über 30 Möglichkeiten dazu.
Manche Geschichten haben gleichzeitig mehrere Variationen.

Ich wünsche Dir eine „Gute Entspannung“.

Weitere Buchtitel von Petra Silberbauer

ISBN: 978-3-96738-203-7

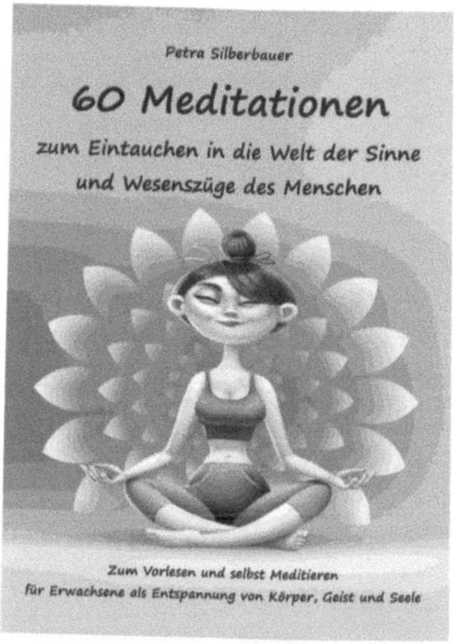

ISBN: 978-3-96738-182-5

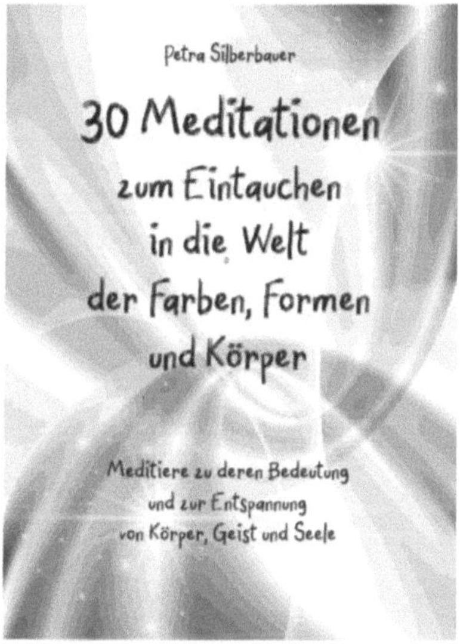

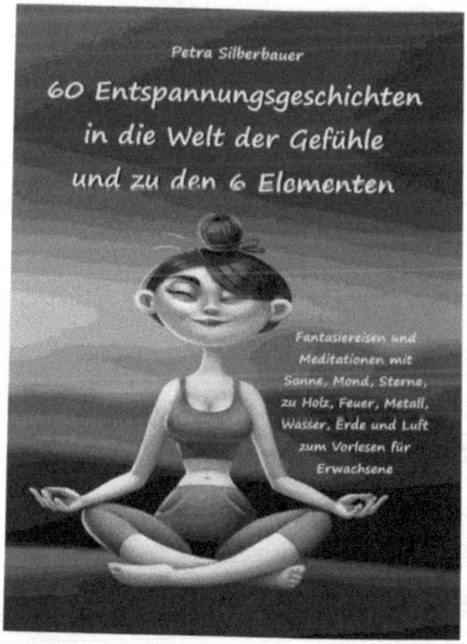

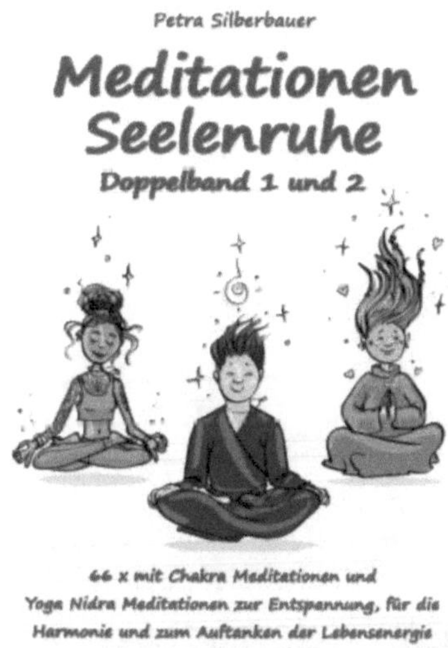

ISBN: 978-3-96738-202-0

ISBN: 978-3-96738-208-2

ISBN: 978-3-96738-108-5

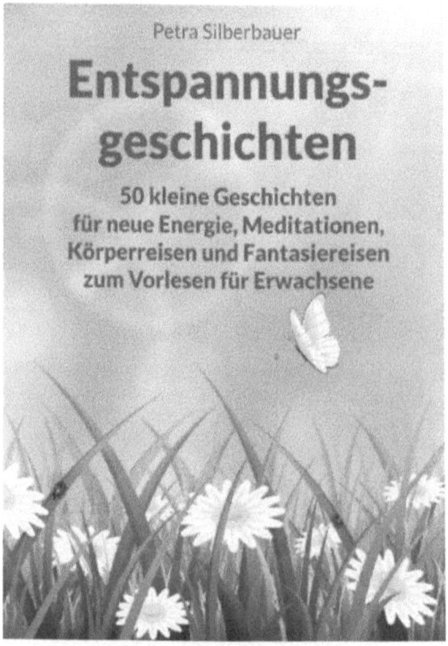

ISBN: 978-3-96738-197-9

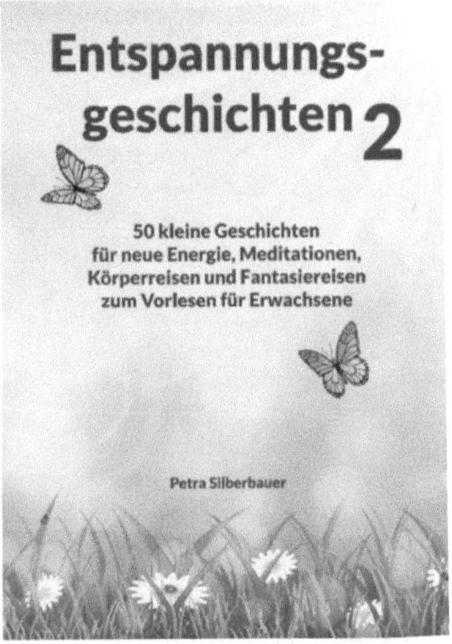

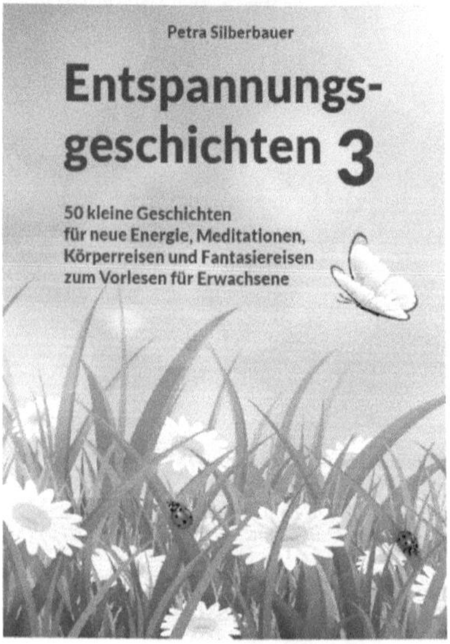

ISBN: 978-3-96738-230-3

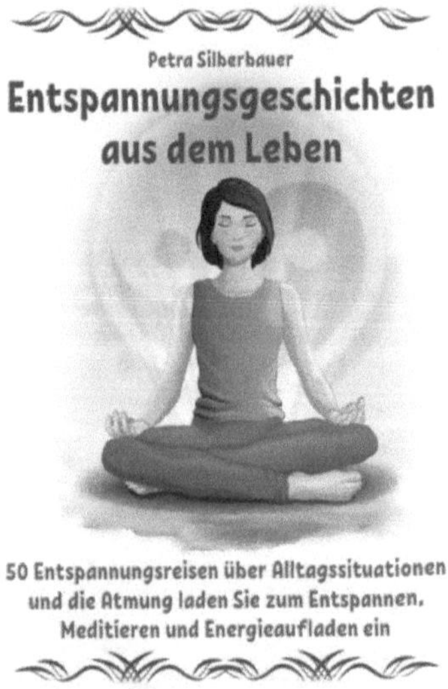

ISBN: 978-3-96738-130-6

ISBN: 978-3-96738-122-1

ISBN: 978-3-96738-219-8

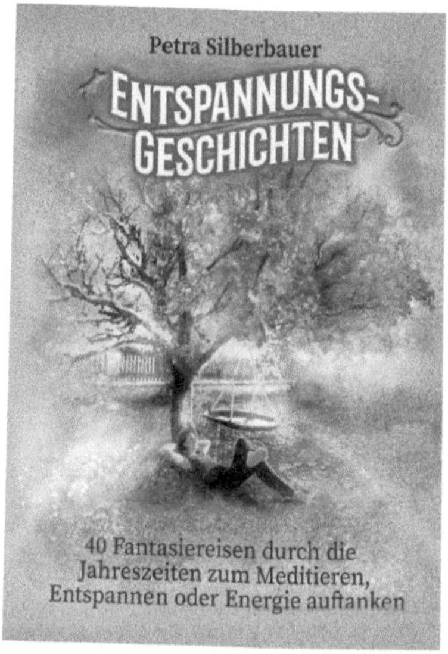

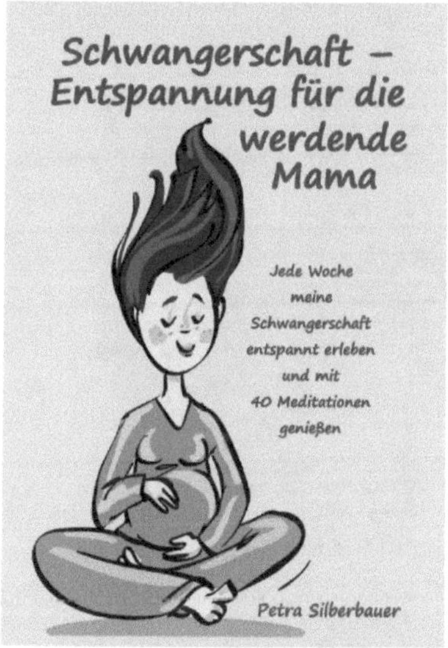

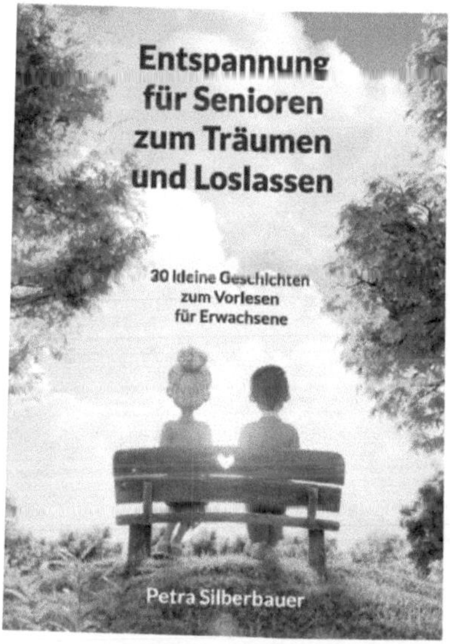

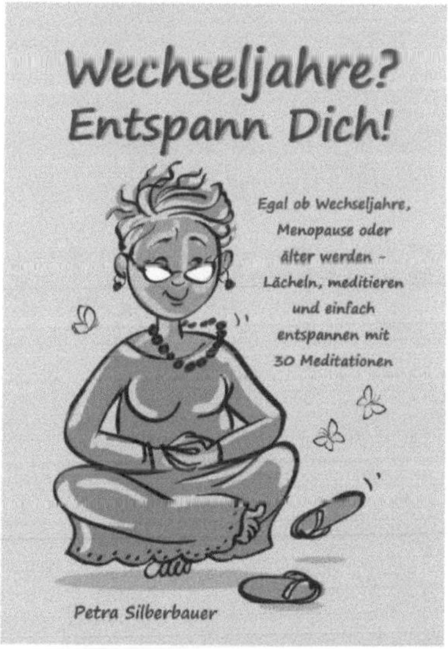

ISBN: 978-3-96738-164-1

ISBN: 978-3-96738-224-2

ISBN: 978-3-96738-227-3

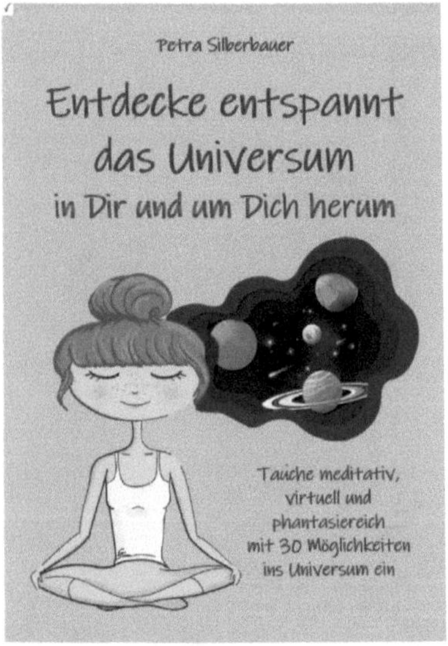

ISBN: 978-3-96738-205-1

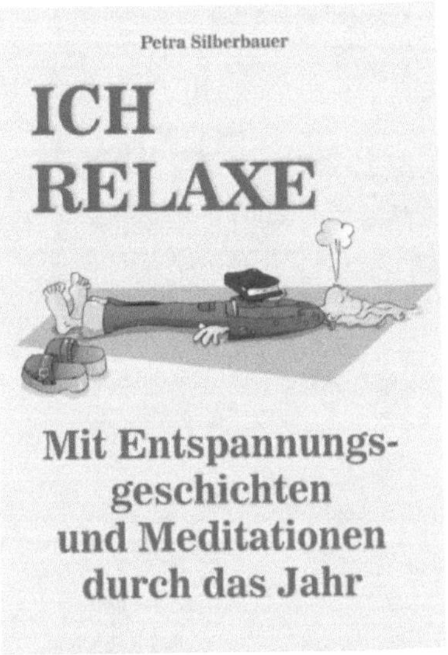

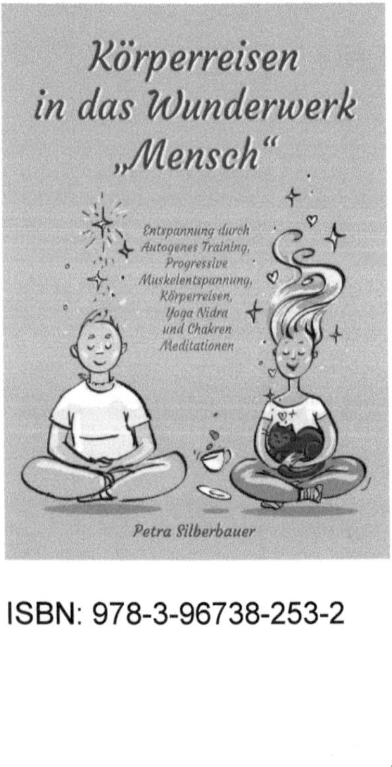

ISBN: 978-3-96738-253-2

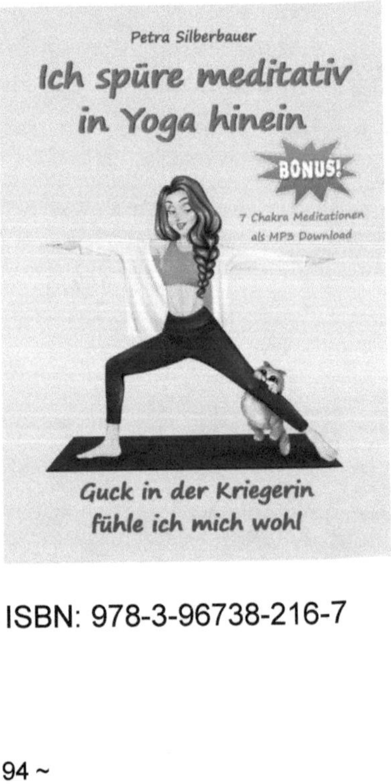

ISBN: 978-3-96738-216-7

ISBN: 978-3-96738-139-9

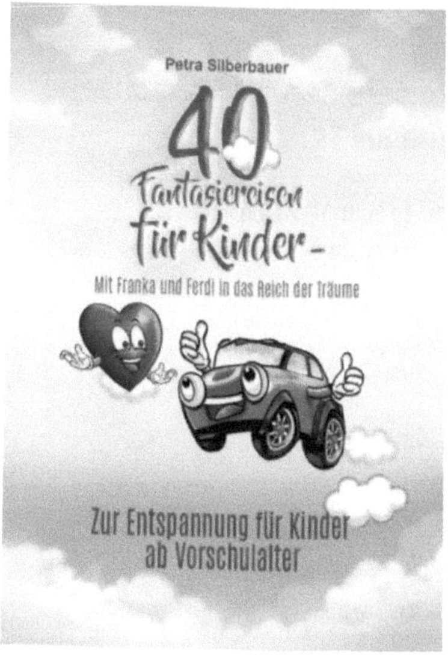

ISBN: 978-3-96738-144-3

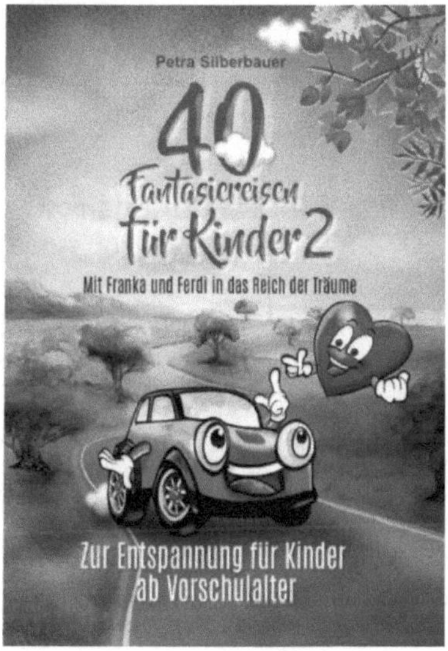

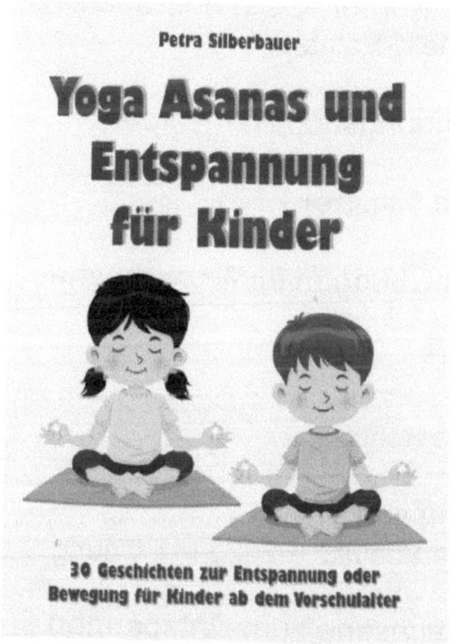

ISBN: 978-3-96738-226-6

Auszug aus dem Verlagsprogramm zum Thema „Entspannung“

Entspannungsgeschichten und Fantasiereisen für Erwachsene
ISBN: 978-3-96738-033-0 (von Angelina Schulze)

Traumreisen für Kinder aus Paulines Träumezauberstab
ISBN: 978-3-96738-074-3 (von Angelina Schulze)

Fantasiereisen für Groß und Klein
ISBN: 978-3-96738-254-9 (von Simone Merle Waese)

22 Seelenreisen in dein Zuhause in dir
ISBN: 978-3-96738-156-6 (von Ines Leue)

Die Seelenwärmer Apotheke
ISBN: 978-3-96738-165-8 (von Ines Leue)

Meditation, heilsames Abenteuer für Körper, Geist und Seele
ISBN: 978-3-96738-199-3 (von Dr. Michelle Haintz)

Entspannungsübungen und Entspannungstipps für Körper, Geist und Seele
ISBN: 978-3-96738-177-1 (von Angelina Schulze)

Autogenes Training – Anleitung und Übungen für Erwachsene
ISBN: 978-3-96738-178-8 (von Angelina Schulze)

Lenormandkarten Fantasiereisen
ISBN: 978-3-96738-245-7 (von Angelina Schulze)

Spirituelle Fantasiereisen für Erwachsene
ISBN: 978-3-96738-241-9 (von Angelina Schulze – 2023 in Planung)

Hypnotische Fantasiereisen für Erwachsene zum Entspannen und Träumen (Band 1 bis 3 von Angelina Schulze – 2023 in Planung)

Und noch viele weitere Bücher …

Kolibri 360 GmbH
Ferdinand-Jühlke-Straße 7
99095 Erfurt, Deutschland
produktsicherheit@kolibri360.de

Druck:
CPI Druckdienstleistungen GmbH
im Auftrag der
Kolibri 360 GmbH
Ferdinand-Jühlke-Str. 7
99095 Erfurt